もっと知りたい解離性障害

──解離性同一性障害の心理療法──

著

岡野憲一郎

松井浩子

加藤直子

久野美智子

星和書店

イントロダクション

　本書は解離性障害，特に解離性同一性障害の問題を抱えた方との臨床経験を多く持つ4人が書いた本です。主に読んでいただきたいのは，当事者やその家族の皆さんですが，心理士や精神科医の先生方にも是非手に取っていただきたいと思います。私たちの印象では，解離性障害はまだまだその実際の姿が人々に理解されていません。それは臨床に携わる人々についても言えるようです。それどころか解離性障害について誤った考えを持つ臨床家も少なくありません。よって，これから解離性障害の患者さんに出会う方々，すでに実際に出会っておりこれからどのように治療を進めていくか思案されている方々にとって，本書が何らかの意味で参考になることを願っています。

　もちろん患者さん自身が解離性障害についての本を読むことに反対する人もいることでしょう。「患者さんが不必要な知識を身につけて，解離性障害を装うことになったら困るのではないか？」という懸念は，専門家の間からも聞こえてきそうです。しかし私たちが一貫して持っているのは，**誤った知識を持つ弊害こそが一番の問題である**という考えです。解離性障害は，非常に多くの誤解を招きやすいというのが，その性質が持つ特徴とさえ言えます。それは歴史的にもそうでしたし，現在の日本社会にも言えます。ですから解離性障害の当事者の方々にとっては，まず自分たちが正しい知識を得る機会が与えられることの価値は非常に大きいと思います。また解離性障害は，その診断を精神科医から告げられることで人生に悲観的になるような障害ではありません。解離性「障害」という用語は病的な状態という印象を与えますが，解離とは人の脳の働きのひとつであり，基

本的には誰もが有する可能性のある機能です。ただそれが極端な形で作動し生活に支障をきたしているのが，解離性障害と呼ばれる状態です。ですからその性質をよく理解し，それを逆に制御して用いることで，人生を生きやすくするのが治療のひとつの目的です。そのためにも解離に伴う心の動きを，当事者である本人が深く知ることこそ回復への道筋になります。

用語・表記について

　本書では，解離性障害の中でも特に誤解を受けることが多い解離性同一性障害について主に論じますが，この**解離性同一性障害**のことを「**DID**」と表記することにします。従来は「多重人格障害」という呼び方がなされてきましたが，この用語は誤解されることが多いため，アメリカの診断基準である DSM の第4版（1994 年）で新たな診断名（解離性同一性障害〔dissociative identity disorder〕）が提案されたという歴史があります。ただしこの解離性同一性障害という呼び名は少し長すぎるので，英語名のイニシャルを取って DID と呼ばれることが多いのです。

　他の用語として，本書では**主人格**や**交代人格**や**スイッチング**という言葉を用います。**主人格**とは便宜的な言い方であり，現在一番多く表に出ている人格，主としてその人の基本的な言動を司っている人という意味です。ですから主人格が誰になるかは，生活史の時期や年代，置かれた状況ごとに違ってくる可能性もあります。ある時期は A さんの人格，また別の時期は B さんの人格，という事態も起こりうるわけです。また時には二人の人格がほぼ生活を分け合っているようなこともあり，常に明確な一人の主人格がいるとは限りません。

　また**交代人格**とは，いくつかの人格状態の呼び方ですが，他に適切な呼び方もあるかもしれません。欧米では「交代人格（alter）」，「人格部分（a part of the personality）」，「アイデンティティ（identity）」などと言われます。どれも一長一短がありますが，本書では交代人格，という呼び方で

統一しておきます。交代人格というと，主人格が困った時のピンチヒッター，交代要員というニュアンスが感じられるかもしれません。しかしここでは，全ての人格が現在表に出ている人格と交代する可能性がある，という意味で用いています。すなわち主人格もまた交代人格の一人として考えることができるのです。

　それに関連することですが，「現在表に出ている人格」とは，今現在においてその人の言動を主に担っている人格，という意味です。目の前の相手と言葉を交わしている当人，と言ってもよいでしょう。現状で表に出ていることが最も多い人格を主人格と呼ぶ，ということにもなります。ただし人と交流をしていない時の DID の人は，しばしば「特に誰も出ていない」状態になることもあるようです。それは，いわば心の中でさまざまな人格たちが交流し合っている状態と考えることができます。この時に誰かに話しかけられると，急いで一人の交代人格が「出る」という現象が起きているのでしょう。

　スイッチングとは，一人の人格からもう一人の人格に「主人公」が交代することを指します。ここで「主人公」という曖昧な言葉を使いましたが，これはあくまでも外側にいる人にとって，誰が今現在の話し手となっているかを示しています。私たちが DID の患者さんと話をしているとき，その人は一定の口調，表情，しぐさを持った，一人の人物という印象を受けます。もしその交代人格が「A さん」という自覚を持っているとしたら，それがその時の「主人公」ということになります。しかししばらく経ってから，別の主人公として「B さん」が登場すれば，私たちは目の前の相手が A さんとは異なる口調や表情や仕草の人である，という体験を持つでしょう。この時に人格のスイッチングが起きた，と表現します。

　このスイッチングという表現には，ある種の急な切り替え，というニュアンスが伴うかもしれません。確かに人格 A から人格 B への交代はしばしば急で，時には一瞬で起こることが知られています。そしてこれは解離という現象のひとつの特徴とも言えます。一般的な精神症状では，ある心

6

の状態から別の状態に一瞬で変わる，という現象はあまり起こりません。憂鬱な気分や被害妄想，あるいは躁的な気分などは，通常ではなだらかに，徐々に起きてくるものです。比較的急に起こるものとしてよく知られているのは，例えば覚醒レベルが急に上がる，あるいは急にパニックやフラッシュバックなどの形で不安が生じる，という症状があります。皆さんも例えば授業中に眠気をもよおしているときに，突然先生に指名され一瞬で目が覚める，といった体験をお持ちでしょう。またパニック発作などでは，特定の状況やきっかけによって，急に不安が生じることもあります。ところが解離という現象は，あたかも脳で何かのスイッチが切り替わったように生じ，それに自分自身も周囲も驚くことがあるのです。

　人間の脳では，通常ある種の興奮の高まりやその低下には時間がかかるものです。統合失調症やうつ病の場合には，脳に一種の炎症のような障害が生じているとも考えられています。よって病気の発症には何らかの前兆があり，また回復にも時間がかかります。ところが解離性障害では，ある状態から別の状態への切り替わりが一瞬で生じることが多いため，脳の中ですでに並行して起きている状態の間の切り替わりと考えることができます。そこが他の精神疾患と顕著に異なる部分です。

　イントロダクションですので，ここでは理論的な問題はこれ以上立ち入らないことにしますが，本書は解離性障害の当事者の方や，それを支える人々にとって助けになる内容となることを目指して書かれています。そして実際の解離性障害で何が起きているのかをなるべく具体的な例を挙げながら説明し，場合によってはその理解に役立つ脳のメカニズムにも触れたいと思います。

岡野憲一郎

目　次

8

付録

第 1 章　解離性障害の患者さんとの出会い方

1．はじめに

　解離性同一性障害（DID）をはじめとする解離性障害を持つ患者さん
は，自分自身に起きている症状や体験の数々について，特に疑問に思うこ
となく過ごしていることがよくあります。症状が子どもの頃からあれば，
もうそれは生活の一部になっているでしょうし，何か困ったことがあって
も他者に打ち明けないままでいるのは，解離性障害の患者さんにはよくあ
ることです。こうして解離性障害であるという自覚のないまま日常生活を
送り，医療機関を受診するまでに長い年月を要することは少なくありませ
ん。なかには子どもの頃から生活に支障をきたすほどの症状がありなが
ら，それでもなんとか日々をやり過ごしている場合もあります。

　自分の解離体験について人に話さない，という傾向は，「自分が人とは
かなり違うらしい」，「他の人には私のようなことは起きていないらしい」
という自覚が芽生えた後は，よりいっそう顕著になりがちです。「私の中
に別の人がいるなんて，とても人に話せませんでした」「人が自分を異常
者扱いするに違いないと思いました」という患者さんたちからの声をしば
しば耳にします。DIDの症状があまり人目につかず，明らかにされない
という傾向の一端には，患者さんたちの「人に知られたくない」という気
持ちも影響していると考えられるのです。

　本章では DID の一般的な症状を取り上げ，受診に至るまでのさまざまな経緯のいくつかを具体的に紹介します。

２．日常生活にみられる症状の数々

　患者さんが日常生活において症状と自覚しないまま見過ごしてしまうことの多い現象には，下記のようなものがあります。いずれも比較的急に始まり，また急に終わる傾向にありますが，何日かかけて徐々に起きたり，おさまったりする場合もあります。

日常の変化

　朝，目覚めると部屋の様子が変わっている，誰かが出入りしたような跡がある，購入した覚えのない持ち物や日用品が増えている，誰かと食事したらしい店のレシートが見つかり，記憶のないメールや LINE（ライン）のやりとりが履歴に残っていたり，削除された形跡があったりする。

　交代人格の出現を伴う DID では，自身でも気づかないうちに別人格が行動するようになると，生活に目に見えた異変が現れます。家族や周囲の人々から指摘を受けて気づくこともあり，何らかのトラブルに発展して初めて明らかになることさえあります。こうした現実的な問題に前後して患者さんの内面にもさまざまな変化が現れます。身体症状として次のような体験を持つこともあります。

聞こえてくる声

　ふとしたきっかけで，頭の中が騒がしくなる。ざわざわとした音が絶え間なく聞こえ，大勢の人々が話し合っている声がする。耳を澄ます

と，どうやら自分のことを責めたり怒ったりしているらしい。時には自分の内側から話しかけてくる人の声がはっきりと聞こえる。

機能の喪失

　突然耳が聞こえなくなり，声が出なくなる。全身が脱力し，体を起こすことができずに寝たきりになる。活字がバーコードのように見えて，文字が読めなくなる。あるいは手は動くのに文字だけ書けなくなる。急に話し方を忘れてしまい，「あー，うー」というような声しか出せなくなる。

感覚の歪み

　目の前の景色が歪み，足元の地面が柔らかくなったように感じ，うまく立っていられなくなる。話している相手の姿が小さく縮んで見えたり，急に大きくなったりする。外の世界から色が抜けたように暗くなったかと思うと，燃え盛っているように真っ赤になる。

　これらの症状の改善を求めて内科医のもとを訪れても，身体的な原因は見いだせず，最終的には精神科の受診を勧められることになります。しかし精神科でもその状態が解離症状と判断されずに，統合失調症など他の疾患と誤診されることも未だにあります。視覚や聴覚に関わる異常については，眼科や耳鼻科に紹介されて何度専門的な検査をしても異常が見つからず，原因不明のまま帰されてしまうこともありえます。

　同じような症状が子どもの頃からあり，長期化している場合には，本人がそれを普通のこととして特に違和感なく過ごしていることもあるようです。幼児期から児童期に多くみられるイマジナリー・コンパニオンの存在もそのひとつと言えるでしょう。例えばそれは，こんなふうに起きています。

イマジナリー・コンパニオン

　ひとりでいると，いつの間にか部屋に友達が遊びに来ている。一緒に絵本を見たり，話をしたりして過ごすうちに気づくといなくなっている。何日かするとまたどこからともなく現れて，しばらく一緒に遊んでくれる。

　イマジナリー・コンパニオンは一過性に現れてその後消えてしまうこともありますが，その存在が本人の中で影響力を持つようになり，日常的な関わりが増え行動を共にするようになってくると，その後に DID の交代人格としての性質を帯びてくる場合もあります。

　またこれまで述べてきたような症状とは異なり，トラウマ記憶のフラッシュバックが繰り返し起こることで，異常に気づくこともあります。

フラッシュバック

　何の前触れもなく，過去の出来事の場面が思い浮かび，恐怖に襲われる。動悸がして過呼吸状態になり，意識を失いかける。体のあちこちに痛みが走り，苦しさで身動きできなくなる。

　これは，いわゆるトラウマ体験後に生じるフラッシュバックですが，特定の場面が何度も目の前に現れ，あたかもそれが今起きているように感じてたびたび恐怖に襲われます。ただし患者さん自身は，必ずしもそれをトラウマと結びつけては考えていないことも多いのです。一方でかつて自身が体験した出来事との関連にうすうす気づいてはいても，その記憶を想起し，第三者に語るのを恐れている場合もあります。

3．治療者にたどり着くまで

　こうして患者さんの多くは生きるうえでの困難がありながら，問題をひとりで抱え込んでいます。その間に症状が進めば，自身が困るだけでなく，周囲を巻き込む問題が頻繁に起こるようになります。トラブルに見舞われた家族や周囲によって治療の場に連れて来られた患者さんの思いはさまざまです。本人に病識が欠如していれば受診に拒否的になり，初診まで歳月を要することも稀ではありません。

　その一方では自らの症状や交代人格の存在を把握し，積極的に治療を求めて来談する患者さんも増えています。近年では DID を取り上げた映画や小説も多数見受けられます。過去にさかのぼっても，小説では『ジキル博士とハイド氏』（ロバート・ルイス・スティーブンソン著），史実をもとにした『24 人のビリー・ミリガン』（ダニエル・キイス著），『十三番目の人格—ISOLA』（貴志祐介著），『プラチナデータ』（東野圭吾著），映画では『サイコ』『ファイト・クラブ』『シークレットウィンドウ』『スプリット』などがありました。ただし『ジキル博士とハイド氏』では魔法の薬を飲んで体まで変身して二人が入れ替わってしまうことになっていますから，とても現実の DID とは程遠く，このようなストーリーが DID についての誤解を生んでしまうのかもしれません。さらには患者さん自身がメディアに登場することもあれば，インターネット上に日常を綴ったブログを掲載する人もいます。なかには理解者を求めて専門医のもとを訪れ，治療の初回から交代人格の数や特徴を一覧にしたプロフィールを持参する人もいます。

　一般に患者さんが治療者を訪ねるまでの経緯には，以下のような場合があるようです。

- 本人や家族が症状を書籍やインターネットで調べ，解離性障害という

病名にたどり着くケース
- 家族や周囲の知人たちがあらかじめ解離性障害の知識を持っており，本人にその疑いがあることを伝えるケース
- 家族や周囲の知人たちが本人の状態を心配し，医療への受診を勧めることで初めて自分の問題に気がつくケース

　自身も解離性障害であるとは知らず，治療者の側もそれを予想せずに最初の診察や相談を開始することもあり，その場合は治療を通して初めて実態が明らかになります。

4．精神科受診がゴールではない

　ここで強調しておきたいのは，解離性障害に関しては，精神科医の受診が一つの到達点ないしはゴールとは考えられないということです。私たちは通常何か病気があった場合，その専門家の判断を仰ぐことをまず考え，そこで下される診断はおそらく正しいものとして受け入れるでしょう。それは内科や外科の病気に関しては，ある程度言えることです。ところが精神科に関しては，なかなかそうは言えない実態があります。奇妙なことに，解離性障害，特に DID に関しては，精神科医の中には最初からその存在が頭にないという人が少なくありません。一昔前には，医学部時代の精神医学の講義に「解離性障害」が登場しなかったという事情も関係しています。そして精神科医としての初期の訓練を受けても，そこで解離性障害の患者さんに出会ったり，この病気について教育を受けたりすることはあまりないのです。こうした現象は精神医学に属するさまざまな診断の中でもほとんど例がありません。

　解離性障害について馴染みのない精神科医が，それを診断として頭に思い浮かべないのは不幸なことですが，それを複雑にするのが，多くの精神

科医にとってとても馴染みのある統合失調症の存在です。解離性障害の方の訴えと統合失調症の方のそれは少し似たところがあります。頭の中でかなりはっきりとした声が聞こえる幻聴などが，その主たるものと言えるでしょう。そのため解離性障害の訴えは統合失調症と理解され，処理されるという問題が往々にして起こります。

　少し話がそれますが，統合失調症はかなり早くからその兆候が表れることが多く，それが疑われた時点で早めに薬物治療を行うことでその悪化を防いだり，遅らせたりできるという考えが，精神科医の間に根強くあります。そしていかに早く統合失調症を見つけ，治療を開始するかは，精神科医の経験と腕の見せ所である，という考え方がずっとありました。昔の精神科の医局には，統合失調症（昔は精神分裂病と呼んでいましたが）の兆候をかなり早くから嗅ぎ分ける名人のような医師がいたものです。そこで解離性障害に関しても，「疑わしきは」とりあえず統合失調症の表れと見立てて治療を開始することが，多くの精神科医によってなされているのです。

　そこで統合失調症の悪化を予防するための薬物療法が開始されると，結果として長い時間が無駄に過ぎてしまう場合があります。通常は一人の医師に継続して診察を受けるものですが，それによって患者さんが別の医師に会い新たな診断を下してもらう機会を失ってしまう危険があるのです。特に日本では「担当の先生に失礼にあたる」という懸念から，容易にセカンドオピニオンを求めることができない人が多いようです。そうなると精神科で誤診され，それに基づいた治療を受けることが，ゴールどころか回り道になってしまう可能性もあります。それを避けるためにも患者さん自身や家族が正しい知識を身につけることがとても重要です。そして本書の目的のひとつはその機会を提供することにあるのです。

5．治療開始への不安や抵抗

　さまざまな経緯を経て治療者にたどり着いた患者さんは，まだ多かれ少なかれ不安や抵抗を抱いているのが普通です。多くの場合，いくつかの人格が治療を受けることに対してそれぞれ別々の考えを持っています。普段は治療に積極的な人格Aさんが予約を取っても，当日の朝は別の人格に交代していて，結局来院しないこともあります。あるいは人格Bさんが受診し，「手帳に多分Aの筆跡でこのクリニックの予定が書かれていたから，とりあえず来てみた」と言い，警戒の表情を浮かべることもあるかもしれません。そのような警戒の念や不安を少しずつ取り除くことが，治療者にとっての最初の課題となります。多くの患者さんはそれまでの体験から，たとえそれが援助者であっても，他者から助けの手を差し伸べられることへの希望を失い，時には強い不信や怒りさえ抱いています。まずは治療者に会うのを受け入れてもらうことが，治療への第一歩です。

　以下にこれらの不安や抵抗を克服して治療開始に至ったいくつかの例を示します。

◆不信感を抱いていたアキホさん（30代女性，会社員）

　数年前からたびたび記憶を失い，その間に身に覚えのない行動を取るようになったアキホさんは，職場の上司に勧められて恐る恐る精神科を受診しました。これまでの対人関係について治療者に尋ねられ，話を始めると様子がおかしくなり，突如態度が変わりました。怒りの表情でこちらを睨みつけ，周囲の人々への不満と不信を激しい口調で語り，目の前の治療者を罵ります。治療者は戸惑いながらもアキホさんに問いかけました。「どうされましたか？　あなたの困っていることについてお話をお聞きしたいと思っています。今ここで，何か心配なことがあります

か？」この言葉を聞くとアキホさんはぐるぐると目を動かしながらじっとしていましたが，やがて意識を失いました。

　治療者はしばらく様子を見て，ゆっくりとアキホさんに声をかけました。「気分はどうですか？」その声に反応し，アキホさんは少しずつ目を開けて治療者を見つめています。それまでの様子とは打って変わり，緊張して周囲を見回すアキホさんに，治療者は再度話しかけます。「さっきまで話していたことは覚えていますか？」

　無言で首を横に振るアキホさんに，「……先ほどもお尋ねしましたが，何か心配なことがありますか？」と聞くと，彼女は「これから……ここで……何をするのですか？」と絞り出すように答えました。アキホさんの不安そうな様子に気づいた治療者は，「今のように急に記憶がなくなることは，これまでもあったのかもしれませんね。ここではあなたの困っていることについて，改善の方法をご一緒に考えていきたいと思っています」と伝えました。

　アキホさんは攻撃的な交代人格を持つ DID であり，これまで他者との間で繰り返されてきた誤解や行き違いが治療の場でも起こることに，強い不安を抱いていました。初対面の場でその不信と不安が高まり，人格交代が起きたのです。解離性障害の患者さんが急な態度の変化を見せたときには，経過を注意深く観察し何が起きているか様子をうかがい，落ち着いた態度で話しかけるのがよいでしょう。彼らの状態に左右されることなく安定した姿勢を保ち，常に対話を心掛けることで患者さんは心の内を示しやすくなります。ただし患者さんが治療の必要性を自覚している場合でも，過去のトラウマを想起して他者に打ち明けることを恐れ，治療に強い抵抗を示す場合もあります。次はその例です。

◆話をしたくなかったムツミさん（20代女性，主婦）

　　結婚後に人格交代の症状が現れたムツミさんは，対応に苦慮する夫に連れられて治療者のもとを訪れました。ムツミさんは小さい頃から父親の暴力を受けて育ち，それを夫以外の誰にも話していませんでした。治療者に対して過去の辛い記憶を語るのを恐れていたムツミさんは，面接が始まってもほとんど話をすることはできず，終始うつむいたままでした。治療者は交代人格の存在についてこちらから積極的に取り上げることはせず，ムツミさんの話したくない気持ちに寄り添うよう心掛けました。

　　以下は治療者とムツミさんとの会話です。

治療者：見知らぬ相手に自分のことを話すのは，ご心配かもしれませんね。

ムツミさん：……はい。正直に言うと，何を話していいのかよくわからなくて……すみません。

治療者：お話しになりたくないことを無理にお聞きするようなことはないので，安心してください。ご主人様がここに連れてきてくださったのは，あなたの様子を心配されてのことと思います。ご自身ではいかがでしょうか。

ムツミさん：結婚してから，主人に迷惑ばかりかけているのが辛いです。

治療者：どういうことでしょう？

ムツミさん：主人から聞いているかと思いますが，時々記憶がなくなるんです。その間にいろいろなことが起きて，部屋の中が荒らされていたり，物が壊れたり……。主人が怪我をしていることもあります。

治療者：それは，とても不安になりますね。

ムツミさん：私は病気なのでしょうか？　一体何の病気ですか？

治療者：それを知りたいというお気持ちなのですね。ご結婚前にも，今と
　　　同じようなことがありましたか？ 病気かどうかを判断するためにも，
　　　少し前のことから教えていただくのがよさそうです。

　ムツミさんは自分の身に起きていること以上に，夫に負担をかけている
ことに悩んでいたのです。夫に迷惑をかけたくないという気持ちから，以
後の面接で話をすることを決意しました。この後の面接でムツミさんはこ
れまでの人格交代の症状を思い出して説明し，話題は過去の出来事へと展
開していきました。

　解離性障害の患者さんは，自分よりも相手のことを気にかける傾向があ
り，周囲に負担をかけているという懸念が受診や来談を後押しする場合も
あります。治療の導入では，その時々の患者さんの気持ちや考えに沿いな
がら話を掘り下げていくことが最も重要です。

　また患者さんによっては，人格交代をはじめとするさまざまな症状その
ものが「自分の思い込みや勘違いではないか」という疑問を抱いているこ
ともあります。

◆症状は演技？ と自分を疑うヒサヨさん（20代女性，介護職）

　DID の診断を受けるまでに複数の医療機関で診察を受けてきたヒサヨ
さんは，人格交代の症状が自分の思い込みではないかという疑いを持っ
ていました。面接が始まり，自分の別人格の存在について説明していて
も，それが治療者の関心を惹こうとする虚言ではないかと，自らを疑う
気持ちに襲われました。「自分は病気ではないのだから，治療をやめた
ほうがよいのではないか」という考えが何度も浮かび，時々面接を休む
ようになりました。治療者は面接に来られない理由をヒサヨさんに尋
ね，それについて話し合いました。ヒサヨさんは以前交代人格が現れた
際に，前の治療者から「いいかげんに芝居はやめなさい！」と叱責され

たことを思い出しました。人格交代の症状を演技と決めつけられたことに強いショックを受け，「自分の症状は演技なのかもしれない」と考えるようになっていました。それ以来，別人格が現れるとその治療者の言葉を思い返し，自分自身を信じられなくなっていきました。

　このエピソードについて話し合うなかで，ヒサヨさんと治療者が共有したのは，彼女が相手の考えを自分のものとしてそのまま取り入れてしまうという傾向についてでした。そしてそれもまた解離症状のひとつであると治療者は説明し，あらためて治療に取り組む必要があることをヒサヨさんに伝えました。

　解離性障害の患者さんは誰かに言われた言葉や考えを取り入れてしまい，それらが自分の感覚とはかけ離れたものであってもそのまま保存され，突然自分のものかのようによみがえってくることがあります。一般の人々でも，これに近いことはある程度は起こることがありますが，解離性障害の場合にはそれが極端に生じます。その結果としてこの例のように，一方では症状を実際に体験しながら，他方ではそれは演技だと思い込むという矛盾した感覚を持つことになります。そしてこのことは治療者や周囲の人にとって，いっそうの混乱や疑念を引き起こします。「人格の存在は演技である」という誤解はこうして生じる場合もあります。

◆最初は脳の障害を疑われたダイキさん（30代独身男性，技術職）

　ダイキさんは職場で上司や顧客からの難しい要求を断れず，頼まれたことは全て引き受けるところがありました。特に困難な依頼を受けると，その直後から記憶がなくなり，気がつくといつも全ての作業が終わっている，ということが起こるようになりました。どうやら仕事中に別の人格に変わっているようでした。こうして解離した状態で過重労働を続け，体を壊したダイキさんは，幾度となく仕事を休んで寝込むように

なりました。事情を知らない家族は，ダイキさんの様子を見て怠けていると誤解し，出勤を促しました。職場の上司もダイキさんの身に何が起きているか全くわかりませんでした。やがてダイキさんは逃げ場を失い，過重労働を引き受ける交代人格が朝から現れ，ダイキさんの代わりに出勤するようになりました。彼はますます無理を重ね，ある時仕事中に意識を失って倒れてしまいました。目覚めた時にはそれまでの一切の記憶を失い，自分がどこの誰であるのかもわからない状態になっていました。

　職場で倒れ，記憶がなくなるという事態が生じて，ダイキさんは総合病院の救急部に運ばれましたが，救急でも最初は精神科の問題であるとは気づかれず，脳外科に送られて頭部 MRI や脳波検査などを受けることになりました。しかしそこでは何も異常は発見されず，最終的に精神科医の診察により解離性障害の診断が下ったのです。

　ダイキさんの例では，追い詰められた状況でピンチヒッターとして登場した交代人格が主人格に代わり過重労働を重ね，人格全体を破綻に追い込むことになりました。その場の苦難を乗り越えるために人格システムが引き起こした行動が，本人をいっそう追い詰める結果になったのです。このようなケースでは患者さんが陥っている悪循環にどう介入するかが，治療の出発点となります。ちなみにダイキさんの記憶喪失は一過性のものでしたが，仕事のストレスなどから過去の全ての生活史の記憶を失い，それが長い間戻らないケースもあります。いわゆる全生活史健忘と呼ばれる状態がそれに相当します。

6. 明確な DID の形を取らない場合

　DID では主人格や別人格の存在がはっきりとして，それらの間のスイ

ッチングも明確にみられることが多いのですが，解離性障害の中には
DID ほどそれが明らかでない場合もあります。そのため患者さんたちの
悩みも漠然とし，つかみどころがないことがあります。このような人たち
の悩みは DID とは異なり，「自分のことがよくわからない」「感情を感じ
られない」「記憶が飛びやすい」「頭の中がうるさい」など漠然とした訴え
で表現されることが少なくありません。生きるうえでの困難を覚えている
ものの，自分でもその理由がわからないという話を聞いていくと，健忘や
転換反応などの周辺症状があることが判明し，解離性障害の特徴が次第に
明らかになるという経緯をたどります。

　このような，いわば「不全型の DID」は，明らかな DID になる前の状
態である可能性もあります。DID の交代人格は，10 代の後半から 20 代前
半にさまざまなきっかけで明確になることが多いものですが，それ以前は
漠然とした形しか示していないこともあります。

◆生き方がわからなくなったイクミさん（10 代女性，大学生）

　イクミさんは子ども時代から気分の波が激しかったのですが，思春期
になってもその傾向が変わらず，急に幼児のように泣き叫ぶことがあり
ました。家族はそれに気づいていましたが，イクミさんにはその時の記
憶がありませんでした。それ以外の時は真面目で気遣いできる人と周囲
にも評価され，大学生になるまでは特に問題なく過ごしてきました。

　ところが大学入学とともに一人暮らしが始まると，以前からあった虚
しさがさらに募り，どのように生きてよいかわからず途方に暮れるよう
になりました。家族や親しい友人との会話の最中に，突然強い口調に変
わることがあり，いったんそうなると普段は見せない激しい感情を露わ
にしました。やはりこの時の記憶はなく，迷った挙げ句に専門家の治療
を受けることを決めました。

　心理療法が始まると普段のイクミさんとは異なる別の人格状態が存在

し，その時は話し方や振る舞いも全く異なることがわかってきました。記憶にない時の行動をイクミさん自身は把握することができないため，別の人格であることが示唆されました。

　このような患者さんの人格状態が治療経過とともに精緻化ないし結晶化し，より特定化された交代人格に発展していくかどうかは予測できないところがあります。とはいえ早い段階で適切な治療が行われれば，交代人格の結晶化を防ぐことができるように思われます。人格状態の変化が緩やかで連続性のあるものであれば，融合的な変化も起こりやすくなります。ただしこれらの人々の人格状態の入れ替わりは見分けがつきにくく，治療者は微妙な変化を見逃さないよう注意し観察しながら，細やかな治療的介入を施す必要があるでしょう。

第2章　解離を生み出すトラウマ

1．はじめに

　解離性障害を理解するうえで，トラウマというテーマを切り離すことはできません。ただしアメリカの最新の診断基準であるDSM-5（American Psychiatric Association, 2013）のトラウマに関連した障害というカテゴリー（「心的外傷およびストレス因関連障害群」）には，解離性障害は含まれていません。つまりトラウマが原因となった病気のグループに正式には属していないのです。しかし解離性障害の発症に，幼少期を中心とした何らかのトラウマが関連している場合が多いと考える点では，多くの臨床家の意見が一致しています。代表的な症状である健忘や人格のスイッチングは，トラウマ記憶の再現やフラッシュバックがきっかけで生じやすいことが知られています。発症あるいは症状の悪化した時期の前後の状況を丁寧に聞き取っていくと，きっかけとなった出来事が見つかり，そこにはトラウマ体験があると推測されることが多いのです。

　解離症状の中には，心を許せる友人や恋人が出来たことが引き金となり，それまで人格たちをまとめていた箍が外される形で現れるものもあります。また幼少時の生活史を尋ねても，明白なトラウマが見当たらないこともあり，「解離の陰には必ずトラウマあり」と決めつけるわけにいかないことは，ここでお断りしておきます。さもないと解離性障害の方のご両

親は非常に肩身の狭い思いをしなくてはなりません。トラウマには学校や職場で起きたことも、社会的事件や自然災害の中で起きたことも全て含まれます。ただしおそらく明らかなのは、解離というものは幼少時に心にとってある種の緊急事態が生じ、心が普段とは別の対処の仕方をしなくてはならなかった、という事情を示しているということです。そして以下に述べるトラウマは、その緊急事態に該当する主要なものです。

　本章では解離性障害に特徴的なトラウマについて取り上げ、治療での扱い方について解説します。

２．解離性障害に特徴的なトラウマ

　天災、事故、事件に遭遇した影響などを含め、トラウマ的事態は多岐にわたりますが、解離性障害との関連が深いのは対人関係がもたらすトラウマです。代表的なものとしては虐待を受けた体験がよく知られていますが、日本に特徴的な解離性障害の要因として関係性のストレス（relational stress）という概念が提唱されています（岡野，2007；岡野，2011）。親子関係におけるミスコミュニケーションが引き起こす子どもの側の「自己表現の抑制」が、解離性障害の発症に関与しているというものです。それを以下に説明しましょう。

関係性のトラウマ

　親から子どもへの愛情が基盤にありながらも、親自身の抱えるストレスや心理的課題と子ども側の要因が重なり、トラウマ的事態を作り出していることがあります。家族の生活状況を受けて親の側のストレスが高まり、子育てにゆとりが持てず、必要以上に厳しい態度を取ったり、無意識に子どもを攻撃してしまったりする場合などが、それにあたります。その一方

で子どもの側も，感受性が豊かで人の気持ちに敏感だったり，周囲の状況
に影響されやすかったりすると，親の攻撃に反発できずに自己主張をやめ
てしまうという状況に陥りがちです。

　解離性障害の患者さんの多くは自己抑制的な傾向が強く，そうした親の
苦しみを早い時期から察知し，親をケアするような行動を身につけていま
す。親の一番の理解者として話を聞き，その期待に応えるべく努力してき
た人もいます。患者さんは周囲の状況をよく観察し，自分が何をすべきか
を察する能力を備えているものの，自己主張や自己表現がうまくできない
ため，いわゆる過剰適応に陥りやすい傾向があります。多くの場合，親の
側は子どもが「自分を殺している」ことに，気づいていません。過剰適応
の結果として，親の期待に適応する人格が誕生すれば，いっそう問題は見
えにくくなります。患者さん自らも自分を抑えていると自覚していないこ
とのほうがむしろ一般的です。解離性障害の人は，自己と他者の心理的境
界（boundary）が脆弱であるために，相手の考えや感情を自分自身のも
のとして体験しやすいという傾向を持っているからです。

　治療ではこのような親子の関係性がトラウマとして作用してきた現状
を，患者さん自身が実感をもって認める必要があります。この問題を家族
にどう伝え，対処すべきかについては，後の第4章（「家族への対応と連
携」）で詳しく述べます。

親の気持ちの不安定さ

　子どもの解離を引き起こす要因のひとつに，親の側の気持ちの不安定さ
があります。我が子の言動に過剰に反応し，些細なことで不安になりやす
い親のもとで育つと，子どもは親の態度に敏感になります。例えば子ども
が定期テストや習い事の発表などで思いがけない失敗をしたときに，親が
それを慰めたり励ましたりすることで，子どもはその体験を乗り越えてい
きます。ところが親自身が余裕を持てずにそれに打撃を受けて落ち込んで

しまうと，子どもは自分の辛さ以上に親を落胆させたことに苦しみ，二重に傷つくことがあります。また子どもが自分の気持ちを訴えたり，意見を主張したりするのは健康なことですが，親がそれを「自分に逆らった」と捉えて逆上し，混乱した態度を取ることしかできなければ，子どもは次第に自らの自発的な行為が親を苦しめると思い込むようになります。結果として自然な欲求や感情さえ表に出すのをやめてしまい，親の些細な感情の変化に過敏に反応し，顔色をうかがうようになるのです。親の気持ちを逆なでしないよう期待に沿う行動を取るうちに，本来あったはずの欲求や感情は切り離され，場合によっては感じ取れないほどになってしまいます。こうして彼らの真の情緒は解離され，実感を伴う生き生きとした感情は失われていきます。

　ここで少し説明を加えると，解離傾向の強い子どもには，かなり特徴的な現象が起こると考えられます。それは親の期待する「良い子」の姿が，コピーされたように子どもの心に住みつくということです。この親の期待する良い子が人格として動き出すと，親の前では「良い子」がいつも顔を出すようになり，本来のその子自身は隠れてしまうことになります。その反対に，「悪い子」が住みつくこともあります。この「悪い子」は，むしろ叱られたときの体験を通して誕生した存在と言えます。親に怒られたとき，子どもはその理由がわからなくても「ごめんなさい」と許しを請い，自分を責めることがあります。その際には親の中にある「この子は悪い子だ，だから自分は叱っても当然なのだ」という気持ちを，そのまま取り入れています。この場合の「悪い子」も最初は親の心にあった「悪い子」の姿がコピーされ，子どもの心に住みつくということになります。そして「良い子」「悪い子」はそれぞれ別個に子どもの心に内在化され，人格のもとになっていくのです。

　下記は子どもが親を傷つけることを恐れて，解離症状を悪化させていった例です。

◆母親に叱りつけられていたミナミさん（10代女性，中学生）

　ミナミさんの母親は，彼女が物心つく頃から些細なことでミナミさんを厳しく叱りつけていました。小さい頃は泣いてばかりだったミナミさんは，小学生になると不満を覚えるようになり，ある時思いきってそれを訴えました。すると母親はこれまでになく厳しい口調でミナミさんを叱責した後に，錯乱状態に陥って自らを傷つけようとしました。びっくりしたミナミさんは号泣して，過呼吸を起こしました。ミナミさんは自分の行動が母親をひどく苦しめたと感じて，以後は一切文句を言わなくなりました。

　いつからか，母親が怒り始めるとミナミさんの意識が遠のき，その声は次第に小さくなり，姿も縮小して見えるようになりました。学校で担任に怒られたときにも同じことが起こり，その場で気を失い倒れてしまいました。突然自分がどこにいるのかわからなくなり，記憶を失うことも多くなり，こうした解離症状の悪化のため，ミナミさんは学校に行けなくなりました。

親を癒やすために生まれる人格

　一般的に，子どもは親の気持ちにとても敏感です。ミナミさんの例に示したほど親の感情が不安定でなくても，子どもは親が自分に対して望んでいることを時には過剰なまでに読み取り，それに合わせることで親を安心させたり，慰めたりすることがあります。こうして親の期待に沿う行動を取るうちに，自らもそれを望んで行っているという感覚に陥ります。例えば子どもが引っ込み思案であることを親が心配していると察した場合，子どもは親の不安を解消しようと努力し，「本当の自分は社交的で人と関わるのが好きなのだ」と思い込もうとして，そのように振る舞い始めるのです。

　このような行動は，解離傾向を持たない子どもにもある程度はみられます。子どもは親の気分や感情に合わせて，いわば表と裏の顔を作り始めることになります。そして表の顔では，親の望むことを自分も望んでいると思い込もうとします。しかし時にはそれがうまくいかず，表と裏の使い分けができなくなってしまいます。例えばもともと引っ込み思案な子どもは社交的に振る舞うのを非常にストレスに感じ，結局はやめてしまうかもしれません。

　精神分析家のドナルド・ウィニコットは「偽りの自己」という言葉で，この表の顔を説明しました。親の前で「偽りの自己」を保っているとき，「本当の自己」は押し隠されていますが，そこにはある種の心のエネルギーが必要になります。「偽りの自己」を保つ必要のある子はそれだけストレスを体験し，精神的に疲弊することになります。

　さて解離を用いる子どもの場合は，これとは少し違ったことが起こります。その子は実際に社交的な自分を作り出すのです。もしかすると「作り出す」という表現は正しくないかもしれません。本人に別の自分を作ろうという意識はないのが普通だからです。いずれにせよ，先ほど述べたような「良い子」が登場します。交代人格の「良い子」はもともと社交的に振る舞うことを得意とするでしょうし，実際に無理をしているわけではありません。その点が「偽りの自己」と異なるところです。このような人格は本来のその子どもとはあまりに異なった振る舞いをするために，一部の専門家はこれが脳の別の部分にひとつのシステムとして出来上がっているのではないかと考えています。ここでは詳しい説明は省略しますが，いずれにしてもこれまでのその子とは異なる，新たな人格が出来上がるわけです。私たちの脳は実に不思議な力を持っているのです。

　しかしこのような「良い子」の登場は不都合な事態を招くことも少なくありません。本来のその子は「良い子」が登場している間，心の中に閉じこもっています。時には「良い子」の振る舞いをモニター越しに見ているような体験をしており，時には眠ってしまい，その間の出来事を全く覚え

ていないこともあります。親の前では「良い子」が表に出て振る舞うとしても，本来の子どもはその心や脳の「主」であり，それを使い慣れています。どちらが出てきたらいいか分からなくなってしまうときもあります。またその子どもが母親の表情ひとつからその欲していることを読み取るとすれば，おそらく他の人の表情も敏感に読み取り，それに合わせて新たな人格が生まれる可能性もあります。その子にとってとても重要で頼れるべき存在であればあるほど，相手に合わせてしまい，その人専用ともいうべき人格が出来上がってしまうことも現実に起こりうるのです。

　このように考えると，解離性障害を持つ患者さんが通常非常に多くの別人格の存在を報告するという事情も理解できます。多くの人との共存のために内側の世界は分割され，それぞれの自己の領域が互いに干渉し合うことなく，必要なときに相手とコンタクトが取れるような状態に形作られていくと推測されるからです。DID の患者さんがその内界について，複数階建ての家屋として図示したり，「アリの巣のよう」などと表現したりするのも，内部における人格たちの共生状態を視覚的・直感的に表したものとみることができます。

　患者さんの内部にいる人格たちは，おそらくその多くが一時的に現れては消えていくのでしょう。ある友達に合わせるために人格が出来ても，その人と会わなくなってしまえば必要なくなるからです。それは私たちが日常の出来事の多くを忘れてしまうのと同じです。しかしいくつかの人格は，相手と会うごとに何度も登場し，そのたびに経験値を増やし，記憶を蓄積し，ひとつの人格として成長していくことで，DID の様相を示すのでしょう。それぞれの人格は同じような場面で他の人格とは正反対の行動を取ることもあるので，周囲の人々も，また当人すらも非常に混乱します。この段階で彼らの障害は自他ともに認識されるようになり，自ら治療を求めることもあれば，周囲の人の手で治療の場に連れてこられることも多くなります。患者さんの適応の破綻は，内部の共生状態が破綻しかけているという警告とも言えるでしょう。

34

◆母親の夢を託されたハルキさん（20代男性，大学生）

　ハルキさんの母親は，若い頃社会的地位の高い専門職に就くという夢を持っていましたが，なかなか叶えることができませんでした。挫折感を抱えたまま，たまたま知り合った男性と結婚して間もなく出産しましたが，その後に始まった夫からのDVのために離婚せざるを得なくなりました。そして彼女は普通の事務職として働きながら，家計を支えることで精いっぱいの生活になりました。

　こうして母親は，いつかは専門職に就きたいという希望を捨てることになり，そのぶん一人息子のハルキさんに高い期待を寄せるようになりました。ハルキさんを幼児教室に通わせ，名門といわれる小学校に入学させてからは，彼の成績に一喜一憂しました。成績が振るわないと感情を爆発させ，「あなたを生まなければ夢を諦めなくてもよかったのに！」と何度も口にしました。ハルキさんは「自分は生まれるべきではなかったのだろうか」と思いつつ，それでも必死に勉強に取り組みました。彼は友達と遊ぶこともほとんどなく，常に孤独を感じていました。

　ある日気づくと鏡の中から，知らない少女がこちらを見ていました。少女は彼に話しかけてきて，それから頭の中で会話をするようになりました。しばらくしてハルキさんは，自分の中にその少女がいることに気づきます。ハルキさんに元気がなくなると，少女は中から出てきて彼と交代し，大学にも行くようになりました。こうして少女の交代人格が誕生しました。

　この例にみられるように，親の希望を叶えることで親の愛情や関心を繋ぎ止めることを余儀なくされる子どもは，孤独を抱えています。自分の本当の気持ちを伝える相手のいない生活は，心の中に別の存在が作り出されるきっかけともなるのです。子どもが孤独を癒やすときに，ペットやぬい

ぐるみと会話をすることはよくあります。その多くはごっこ遊びの域を出ませんが，そこに子どもの解離傾向の強さが加わると，それらの話し相手は自律性を持った人格となっていくこともあるのです。

子どもの自我境界の曖昧さ

　解離性障害の発症の背景として，患者さんが持つ自我境界の脆弱さがあります。自我境界とはわかりやすく言えば，自分の感情や考えと，他人のそれを区別する力や機能を意味します。自我境界は，それが普通の養育を受けて健全に育つ場合には，自分でそれを意識することなく自然に備わるのですが，その形成に関わる養育の中でも極めて大切なのが，親と子どもの間の感情のやりとり，すなわち交流であり，愛着関係です。

　子どもの情緒発達においては，乳幼時期からの未分化な感情の表出をその都度親が受け止め，それにふさわしい態度と言葉を伴った情緒交流を持つことが欠かせません。親の反応が子どもの体験に寄り添ったものであれば，子どもは自らの情緒の意味を理解し，それらを表現する喜びと安心を得ます。けれども解離性障害の患者さんの親子関係には，具体的なトラウマが生じる以前から，すでにこの情緒交流の障害が潜在していることが多いものです。患者さんが表現する情緒と親から返ってくる反応に行き違いが生じたり，特定の情緒表出についてことさら無視されたり，親の怒りが誘発されたりという問題がしばしば起きています。その過程で患者さんは親から一方的に感情を押しつけられ，自分自身の感情を持つことを禁止される傾向があります。結果として，目の前の相手が強い情動を向けてきたときに圧倒され，自身の感情を見失いやすくなっていきます。こうして彼らは自他の感情の差異を認識できなくなり，相手の感情を自分自身のそれと思い込むようになります。

　このような自我境界の不全や脆弱さゆえに，患者さんはそもそもトラウマ的事態による心理的な破綻を起こしやすい状態にあったと推測されま

す。親子の情緒的交流に起因する心の基盤の脆さがあったところに，トラウマを引き起こすような事態が重なることで，解離症状が発生すると考えられるのです。

◆「泣き虫」だったフミカさん（30代女性，事務職）

　小さい頃から泣き虫だったフミカさんは，子どもの頃に友達と喧嘩して泣きながら帰宅するたびに，母親に叱られました。母親自身も小さい頃は引っ込み思案でしたが，自分の考えを強く持ち，自己主張をすることで乗りきったと感じていました。そして自分の娘にもそのような生き方を教え込み，たくましい子どもに育てたいと思っていました。そのため母親は，泣きじゃくるフミカさんに敢えて冷たい態度を取るようにしていましたが，これに対しフミカさんはさらに泣いて自分の気持ちをわかってほしいと訴えるようになりました。その態度に母親はいっそう辟易し，親子関係は悪化し，より殺伐としたものになっていきました。フミカさんは心が優しく，人の苦しみを理解するタイプでしたが，母親は「優しさは自分のためにはならない」と考え，フミカさんのそのような部分を認めようとしませんでした。

　小学校に上がり，同級生からいじめを受けるようになったフミカさんは，担任の先生にその辛さを訴えました。ところが先生もまた，「お前にも悪いところがある。いつまでもメソメソしているんじゃない」と突き放す態度を取りました。先生にまで同じことを言われたことでフミカさんは強いショックを受け，その場で意識が遠のくのを感じました。

　その後フミカさんは，人との関わりで傷つくような出来事が起こるたびに，自分が自分でないような感覚に襲われるようになりました。さらには人の意見や考えを聞くと，ふとそれが自分のもののように感じて区別がつかない感覚に陥ることも増えました。特に人が大勢集まり活発に意見を交わすような場面では，聞いているうちに混乱し，意識が遠の

き，気を失うこともありました。そのため中学，高校と一時期不登校になりましたが，その後なんとか大学を卒業して就職しました。しかし入社して間もなく仕事のミスを上司に咎められ，その場に倒れてしまいました。

　フミカさんは精神科を受診して，解離性障害と診断されました。フミカさんの場合は他の人格の存在が明確でなく，対人関係のストレスを体験することが少ない職場を見つけることでひとまず症状も落ち着き，社会復帰が可能となりました。

　この例からわかるのは，子どもの自我境界の発達には，ある程度本人が持って生まれた素質が関係しているものの，それを支える成育環境も非常に大きな位置を占めているということです。上で述べたとおり，子どもは乳幼児期から，自分の感情や考えを母親とのやりとりを通して獲得していきます。精神分析家ウィニコットが述べているように，この時期に子どもが最初に感じ取り，思い浮かべ，自由に表現された体験を，母親自身の感情や思考の押しつけによって侵害されることなく，そのまま共有されることが重要です。いわば乳児が自分の体験を母親の中に見ることで成長していくのです。のちに子どもは母親が自分とは異なる感情や思考を持つ人間であることを学び，自他を区別し，自我境界を確立していきます。その前段階として，自分の感情や思考を養育者である母親に認められ照り返してもらうというプロセスが十分でないと，その先に進めないのです。

自閉症スペクトラム傾向とトラウマ体験

　解離性障害の人の中には，生活史をさかのぼっても幼少時にそれらしいトラウマが見当たらない患者さんもいます。また当人が持っている独特の世界観やものの感じ方によって，通常の対人関係をトラウマとして体験している場合もあります。

　例えば自閉症スペクトラム障害の患者さんでは，通常の対人関係でも過度な傷つきを体験し，些細な出来事がトラウマとなってしまうことがあります。一般の人と異なる言動がいじめの対象となり，長期にわたって集団の中で疎外感や孤独感にさらされることが慢性的なトラウマ体験となって，そのまま空想世界に引きこもる人もいます。幼少時からその傾向がみられる場合には，心の世界にイマジナリー・コンパニオンが誕生し，それが別人格となっていく可能性もあります。一方でそうしたケースでも，家族が当人の陥っている問題に気づき，適切な対応を取ることで症状が軽減される場合もあります。

　自閉症スペクトラム障害の人々の人生では，上に述べた疎外感や孤独感以外にも，その独特の世界の捉え方そのものが，傷つきの原因となることがあります。彼らの中には疑い深く，他者からの親切心や好意を感じ取れない傾向の強い人がいます。それゆえ他者の意地悪な面や自己中心的な面がクローズアップされてしまい，この猜疑心のために，他者からの親切心が示されても「この裏には何かがあるに違いない」という警戒心が生まれます。こうしてますます良好な対人関係を結びにくくなってしまう危険性があるのです。

　ここでは自閉症スペクトラム障害の人々が持ちうる傾向について述べましたが，この傾向はさまざまな障害と共存する可能性があり，それは解離性障害についても言えます。これまで示してきた解離性障害の患者さんたちの多くは，相手の気持ちを感じ取りやすく，他者に合わせる傾向がある人たちとして説明されてきました。自閉症傾向を持つ人の場合，その強さに応じて，対人関係におけるストレスがトラウマとしての意味を持つことが多くなる可能性があると言えます。

3．トラウマの取り上げ方

　これまでに述べた事情からもわかるように，患者さんとの治療が開始された時点やアセスメントの段階では，トラウマの存在や内容は必ずしも明らかになっていません。成育歴をたどってもすぐには想起されず，むしろその時期の記憶には空白が見つかることがあります。重要なのは「どうしても思い出せない」という期間には，トラウマに関連する事象が起きていた可能性があるということです。そのトラウマの記憶が解離されていたり，それが明らかにされるほど機が熟していなかったりするために，思い出せないことも多いからです。この段階で無理な想起を促す必要はなく，治療に安心して来られるよう手助けするほうが優先されます。

　トラウマの想起に抵抗を示す人に対しては，むしろその抵抗感を取り上げて話し合うことも時には有効です。苦しい記憶に目を向けるのはどんな人にも辛いものですが，治療で起こる抵抗感の多くは，過去に体験してきた対人関係の傷つきが影響しています。自分の語る内容を拒否され否定されるのではないかという不安，他者に理解されないという不信感があります。その訴えを否定せずに耳を傾け，治療でも同じことが起こるのを恐れている場合はその気持ちを共有します。このやりとりが患者さんの警戒感を緩和し，トラウマ記憶の想起を後押しするのです。

　抵抗や不安に対し無理な開示を強要すれば，その侵入的な態度はかつてのトラウマの加害者との関係を連想させ，患者さんの心を追い詰めます。それは過去の対人関係の反復となり，トラウマの再演となる危険があります。治療の初期ではその人のペースを尊重するのが何より大切です。

別人格からのトラウマ情報

　トラウマに関する情報は，別人格に協力してもらうことにより，侵入的

にならずにその手掛かりを得られることがあります。私たち治療者がしば
しば気づくのは，ある特定の人格のみがトラウマを受けた記憶を持ってお
り，その記憶にアクセスすることができるという現象です。そのような場
合には，トラウマについて辛い記憶を持つ本人にそれを直接尋ねるような
やり方とは異なる，侵入の程度の低いアプローチが可能となります。以下
のやりとりをご覧ください。

治療者：（来談した主人格 A さんに対して）これまで A さんについてお
　　　話をお聞きしましたが，あなた方の様子をよくわかっていて，A さ
　　　んに代わってお話ができる方はいらっしゃいますか？
A さん：B という人格が詳しいと思います。私のことを後ろで見ていて，
　　　いろいろアドバイスをしてくれる人格です。
治療者：そうですか。すると私たちのこの話も聞いている可能性がありま
　　　すね。私がここで直接 B さんから，少しだけお話を聞くことはでき
　　　ますか？
A さん：大丈夫だと思います。私もいつも助けてもらっています。ただし
　　　出てきてくれるかはわかりませんが，呼んでみます。
治療者：ではお願いいたします。

　その後 A さんは閉眼して集中するなどの仕草をし，B さんを呼び出そ
うと試みます。ただし時には，「でもどうやって B に出てきてもらったら
いいか，わかりません」という返事が返ってくることもあります。その場
合はいったん，この試みはやめるのがよいでしょう。また A さんがしば
らく閉眼して集中した後に開眼し，「B は，まだ出たくないと言っていま
す」と言い出すこともあるかもしれません。その時もこの試みはやめ，A
さんに「では B さんに，いつかお話をすることが出てきたらお聞かせく
ださい，と伝えてください」とお願いします。
　もし再び開眼したときに B さんの状態になっているようなら，仕草も

表情も異なるでしょうから，次のように語りかけることができます。

治療者：B さん，初めまして。出てきていただいてありがとうございます。よろしければ，少しお話をお聞きしたいと思っています。おそらく後ろでこれまでの話を，ある程度お聞きになっていたかと思います。B さんの立場から A さんたちの状況について，補足して説明していただくことはありますか？

　これに対し B さんからは，A さん自身が記憶していない過去の出来事や，躊躇して話さなかった内容が語られるかもしれません。時には B さんから次のような注意を受けることもあるでしょう。

B さん：A はその時の恋人の裏切りが辛くて，その記憶を消した状態です。だから本人も覚えていないと思うし，思い出すとまた自殺したくなってしまうかもしれません。

　それに対して治療者は以下のように応じます。

治療者：わかりました。このことは A さんと話をするときは触れないでおくことにします。どうもありがとうございました。また A さんに戻っていただけますか？

　こうして再び A さんに戻ってもらったときに，B さんと話したことを伝えますが，ことさらトラウマ体験については触れないでおくのが賢明です。このような形で B さんに出会った場合，たいてい主人格の A さんはそのやりとりを聞けない状態になっているので，そこでトラウマの情報が伝えられたことは伏せておくことが可能であり，なおかつそれが望ましいと考えられます。

家族および同伴者からのトラウマ情報

　患者さん本人からトラウマの体験を聞き取る際には，上に述べた諸点に注意を払う必要がありますが，家族や同伴者が把握しているトラウマの情報も，時には非常に有用です。初期の段階ではできるだけ患者さん本人とは別に，家族や同伴者と話す機会を設け，患者さんの過去の社会生活歴やトラウマの存在について，なるべく正確な内容を聞かせてもらうのがよいでしょう。機会がなかったり，話してもらえなかったりしたときには，あとから手紙やメールなど他の方法で送ってもらう手段もありうるでしょう。

◆性被害を受けていたナナさん（10代女性，高校生）

　ナナさんが小学校低学年の頃に親戚の家で遊んでいたところ，年上の従弟に下半身を触られるという出来事がありました。突然のことに恐怖で身動きできなくなり，抵抗できませんでした。それ以降にも何度か同じようなことがありましたが，家族の誰にも言えないままでした。しばらくしてナナさんはその出来事を忘れてしまいましたが，親族が集まる時期になると，発熱や嘔吐の症状が現れるようになりました。そのために中学に入る頃から，その日はナナさんだけが自宅に残り，親戚の家に行かなくなりました。

　高校生になる頃には男性に嫌悪感を抱くようになり，友人付き合いはできても，一定以上親しくなりかけると吐き気を覚えるようになりました。しかし自分でははっきりした理由が思い当たらず，悩んだ挙げ句専門家のもとを訪ねました。

　治療者との面接でそれらの症状について話していると，親戚の家の風景が何度か思い浮かぶことにナナさんは気づきました。その様子から治

療者は，ナナさんが過去に何らかの被害を受けているのではないかと感じましたが，積極的にそれを取り上げることはしませんでした。

　ある日のセッションで家族の話題から親族の名前が出てきたとき，ナナさんは突然フラッシュバックを起こし，被害の場面を鮮明に思い出しました。激しい感情が沸き起こり，ナナさんはその場で泣き崩れました。恐怖と嫌悪感でいっぱいだったその時の気持ちを，治療者の前で吐き出しました。しばらく泣き続けた後，ナナさんは自分の心がその時どれだけ傷ついていたのか，初めて実感することができました。こうして面接開始から3カ月後，ようやくトラウマの存在が明らかとなったのです。

　このように治療者はトラウマ体験と患者さんの心理的な問題がどのように関連し，どのような経過だったのか，本人と話し合いながら病歴を整理します。解離症状のある人は時間の感覚に障害を持つことが多く，個々のエピソードを時系列に整理できないことも多いものです。また事実を事実としては記憶していても，そこに情緒的な実感が伴っていないこともあります。治療者は把握している事実の隙間に浮かび上がる空白の期間に注目し，そこで起きていたかもしれないトラウマ体験をある程度推測しながら，患者さんの心理状況の軌跡をたどる必要があります。

　ナナさんの場合は性被害により，新たな人格が形成されるまでには至りませんでしたが，トラウマ記憶は他の記憶とは別に処理され，普段は思い出されないような形で保存されていました。それは本来の意味で「忘れられていた」のではなく，「解離されていた」と考える必要があります。深刻なトラウマについての記憶の一部は，このような形で脳に定着していると考えられます。これを「トラウマ記憶」と呼ぶこともあります。この種の特殊な記憶が形成される事情について，以下にもう少し詳しく見てみましょう。

4．トラウマと交代人格の出現

　通常の出来事なら，私たちはその事実関係の部分（エピソード記憶）と，その時の感覚や感情の部分（情緒的な記憶）をひとつながりで保持しています。例えばどこかに出かけた記憶は，そこで起きた出来事のうち言葉で説明できる部分（いつどこに誰と行ったか，など）と，言葉では十分に言い表せない部分（何を見てどう感動したか，など）がつながって思い出される仕組みになっています。ところが著しい苦痛や衝撃を伴う体験では，この記憶のつながりが切れてしまい，いわば断片化した状態となります。これがトラウマ記憶の特徴です。トラウマの際には，なぜそのような特殊な記憶が出来上がってしまうかについて，簡単に説明しましょう。出来事の事実関係の部分は，脳の海馬という領域で処理されるのに対し，感情や感覚の部分は主として扁桃核という領域で処理されます。そして通常は海馬と扁桃核は協力し合いながら，それぞれの部分を分担しています。ところがあまりに出来事のインパクトが強く，恐怖，不快，不安などが強いと，この海馬と扁桃核の共同作業が妨害されてしまいます。トラウマ体験では，こうして記憶の断片化が起こると考えられます。

　トラウマ記憶は，通常の記憶とはかなり異なる形で表れることが知られています。例えばある出来事について回想した際に，事実関係は思い出せても何の感情も生じない状態になる人がいます。脳内でエピソード記憶と感情的な記憶の部分が切り離されてしまっているからです。そもそも記憶はエピソード部分と感情的部分がつながっていることで，脳の中に仕分けされ，常にひとつながりの記憶として出てくるものです。エピソード記憶の部分が海馬にきちんと整理されているため，という説もあります。よって感情的な記憶の部分はエピソード記憶というタグを付けられており，通常はそれだけが独り歩きすることはありません。ところがトラウマ記憶では感情の記憶の断片が暴走し，突然その人の心を脅かします。これがいわ

ゆるフラッシュバックという現象で，その人は強い恐怖とパニックに襲われてしまいます。

　こうしたトラウマ記憶の成立は，特に解離性障害を持たなくても起こることがあります。トラウマ記憶のあるものは，そのエピソード部分も感情的部分もそのほかの過去の記憶とは切り離され，心のどこかにいわば箱に入った形でしまわれています。その存在は過去の記憶の中でも隠れて見えない部分になっています。このような心の働きが解離と呼ばれるものです。そして解離しやすい傾向の強い子どもが深刻なトラウマを体験すると，先に述べたようなトラウマ記憶が，より深刻かつ大掛かりな形で成立します。トラウマ体験を持った人格そのものの解離が起こるのです。

　解離傾向の強い子どもが繰り返しトラウマを体験すると，その記憶は日常の意識から解離され，生々しいトラウマの光景とそれに伴う情緒体験を記憶する別の人格が誕生します。この「トラウマ人格」は，事実関係に関する部分と感情的な部分とが分かれていない形で，その体験の記憶を持っています。すなわち，そのトラウマ記憶をまるごと受け取れる人格を心が作り上げてしまうことになります。それによってトラウマ記憶は，主人格の生活史の記憶の中から，事実関係も含めてすっぽり抜け落ちてしまうのです。

　「トラウマ人格」は普段は内部に潜んでおり表に出ることはありませんが，何かのきっかけでトラウマ記憶が想起されると覚醒します。かつてのトラウマ的事態と似たような状況，すなわちトラウマが再現される事態が勃発した場合も同様です。よって面接中にトラウマ記憶が想起されたり，トラウマ状況と同じような体験の感覚を抱いたりすると，その場で人格交代が起こります。

　人格交代に際しては，意識消失などそれとわかる変化が起こることもありますが，時には治療者が全く気づかないうちに人格が入れ替わります。人によっては頭痛の訴えや瞬き，手足の動きなど，体の特定の部位に決まった動きがみられます。その態度や表情，言葉遣いの変化から交代人格の

出現に気づいたときは，積極的に関わる姿勢を見せるのがよいでしょう。人格との出会いをどう迎え，交代人格たちとどのように交流を深めていくかが，その後の人格全体との信頼関係，および治療の進展に大きく影響すると言えます。下記もその一例です。

◆人格交代が起きたエイタさん（30代男性，会社員）

　頻繁な健忘症状を主訴に受診したエイタさんは，面接中に話しながら頭痛を訴え始めました。しばらくして目つきが虚ろになり，それまでとは打って変わった横柄（おうへい）な態度で，「あんたも相変わらずしつこいな！ 治療なんかしても無駄だ！」と暴言を吐きました。人格交代に気づいた治療者が「あなたはエイタさんですか？」と問いかけると，「こいつはダメなやつだ」と主人格であるエイタさんの批判を始めました。こうして交代人格との会話が始まり，エイタさんが DID であると治療者は知ることになりました。

　DID の交代人格には，大きく分けて「トラウマ記憶から自身を守るために誕生したと思われるもの」と，「主人格が発揮できない機能を補うために出現したと思われるもの」の2種類があります。前者の年齢は当時のそれと一致することが多く，トラウマ体験の前後に生まれたと推測されます。例えばある交代人格は，性被害に遭った時の年齢で当時の情景を克明に覚えていました。

　トラウマ記憶を持つ人格が現れて恐怖を訴え混乱に陥ったときには，安全と信頼の感覚を取り戻すための介入が求められます。感情的になったり，泣き叫んだり，自傷などの行動化を起こしそうになったりした場合には，クールダウンや制止のための言葉をかけます。患者さんはトラウマの渦中の体験を「こんなことがあって辛かった」というようにまとまった概念や思考として心に収めることができず，恐怖，嫌悪，痛み，不快などの

感覚とともに説明できない情動に圧倒されて苦しみます。それらの生々しい情緒体験を治療者が言葉に換えて伝え，トラウマ状況とつなげた理解を示し，体験の再構成を促します。この過程を通して安全な現実との連続性を取り戻したときに，患者さんは我に返ることができます。こうした対応を繰り返すことで，トラウマ記憶の体験が過去のものとして次第に心に収まっていくと考えられます。

◀不安発作を繰り返すユナさん（10代女性，高校生）

　父親が母親に暴力を振るうのを見て育ったユナさんは，通学の電車で言い争う男女の姿を目撃し，過呼吸の発作を起こして倒れました。以後は電車内で不安発作が起こるようになり，精神科で治療を受けることになりました。治療者との面接が始まってしばらく経った頃，セッションで過呼吸の症状とともに混乱状態に陥り，「お母さんが殺される！」と叫びながら号泣しました。フラッシュバックに怯えるユナさんに，その場に見える光景について話してくれるよう治療者は声をかけました。

治療者：あなたは今とても苦しそう。何が見えているの？
ユナさん：お父さんがお母さんを殴っているの……。このままだとお母さんが死んじゃう……。（泣きだす）
治療者：お母さんが心配なんだね。
ユナさん：お父さんがこっちを見てる。怖い！　怖い！　ユナも殴られる！
治療者：お父さんもお母さんもここにはいないよ。もう大丈夫。お母さんは安全なところにいるよ。
ユナさん：嫌だ！　怖い！　助けて！　（泣いている）　ユナのせいでお母さんがお父さんに怒られる。
治療者：ユナさんのせいなの？
ユナさん：ユナが悪い子だから，お父さんが怒りだす。ユナが悪いんだ。

治療者：お母さんを助けようとして，ユナさんはいつも頑張ってきたんだ
　　ね。ユナさんは悪くない。

ユナさん：（泣き続ける）

　このセッションを通して，両親の言い争いの原因が自分にあるとユナさ
んが感じていたことが明らかになりました。後の面接で治療者がユナさん
の自責感を取り上げると，親の諍い（いさか）に怯えて過ごした日々の記憶が蘇りま
した。忘れられていた恐怖感について時間をかけて話し合うと，電車内で
の発作は消失しました。

交代人格の取り扱い

　交代人格にはさまざまな類型があることが知られています（Putnam,
1989）。交代人格について語ることは，そもそも DID とはどんな障害かを
示すことにもつながります。交代人格にどのように出会い，いかに応対し
ていくかは，DID をどのように治療するかということでもあります。そ
こで本書ではいろいろな場面で出会うさまざまな交代人格について触れて
いきます。

　交代人格の中でも特に注意が必要なのが，攻撃性の高い人格です。DID
の主人格の一般的な特徴として，自己主張が控えめで相手に合わせる傾向
があることはすでに述べました。それに比べて攻撃的な人格は，まるで人
が変わったように荒々しく振る舞うことも少なくありません。つまり攻撃
的な人格は，「主人格が発揮できない機能を補うために出現した人格」と
考えることができます。彼らの攻撃が内側すなわち自分自身に向かえば自
傷的な人格に，それとは反対に外側すなわち他者に向けられれば，暴言や
暴力など他害的な特徴を持つ人格になります（このような攻撃的な交代人
格の詳細については，第6章の「『黒幕さん』といかに関わるか」を参照
してください）。

　交代人格の中でなぜ最初に攻撃的な人格を取り上げるかというと，これらの人格への対応を誤ると，治療の中断や事態の悪化を招くことが多いからです。彼らを一方的に批判したり，排除しようとしたりするのは禁物です。さまざまな工夫をしながら適切に関わることで，治療は前進していきます。治療の目的のひとつとして，彼らの攻撃衝動をより健全な自己主張や能動性に置き換えていくことは重要です。攻撃的な人格を持たないDIDの患者さんは珍しく，最初の出会いの段階から，攻撃的な人格は背後でじっと治療者の対応を見ている可能性があります。このような認識を持ち，できるかぎり早い時期から彼らを味方につけることが大切です。

　また彼らの攻撃性は患者さんの内部の怒りの感情とも大きく関わっています。トラウマを抱える患者さんにとって，怒りの情動を適切に表現し，安全な感覚とともにそれをコントロールできるようになることも大事な課題のひとつです。これらの人格にどう向き合うかは，その後の治療の方向性を大きく左右するといってよいでしょう。

　治療に訪れるDIDの患者さんの中には，自分自身が解離性障害であり，かついくつかの人格がいることを自覚していない場合もあります。正しい診断と理解をなかなか得られず，そうこうする間に治療への失望を繰り返し，下記の例のように人間不信を募らせることもあります。

◆人間不信のマホさん（40代女性，団体職員）

　DIDの症状を持つマホさんは，それまで何度か外来治療やカウンセリングを受けてきましたが，中断を繰り返していました。マホさん自身もそれまでの治療者たちも，マホさんの交代人格の存在に気づかず，普段のマホさんからは想像できないような別人格の行動に驚き，時には厳しく非難しました。交代人格が破壊的な行動を取った際には，何度か精神科への入院を余儀なくされましたが，病棟の看護スタッフからも同じような対応を受けました。マホさんはそれらの行為の一部については自分

に覚えがないと訴えましたが、「あなたは嘘をついている」と聞き入れてもらえず、医療関係者への不満と不信を抱くようになりました。

　今回も新たに治療が始まって間もなく、治療者を罵倒する人格が現れて面接をやめるように忠告しました。その態度や振る舞いがいつものマホさんとは異なることに気づいた治療者は、交代人格の存在を疑うようになりました。詳しい話を聞くなかでマホさんが DID であることが明らかになり、治療者はそれをマホさんに話しました。交代人格の強い怒りは、かつての治療でマホさんが深く傷ついていることの表れでもあったのです。これまで出会った治療者たちがマホさんの訴えに耳を傾けようとしなかったことに、交代人格は失望していたのでした。

　次のセッションで治療者は、交代人格の気持ちを汲み取ってマホさんに伝えました。マホさんはこれまでの治療で起きた辛い出来事を次々と思い出し、悲しみや悔しさを言葉にしました。挑発的で攻撃的な交代人格の出現はその後ほとんどみられなくなり、マホさんは治療者に信頼を抱くようになりました。

　自己や他者に向かう交代人格の攻撃や破壊的行動の背後には、多くの場合自分を理解されないという傷つきや悲しみがあります。それはトラウマ体験が適切にケアされなかったための後遺症とも言えるでしょう。二次的に発生した怒りの起源に立ち戻り、攻撃的人格が表現する蓄積したフラストレーションや憤りを主人格が自覚し、自ら言葉で語ることができたとき、それらの行動は消失していきます。

　対人関係のトラウマを持つ患者さんの心の底には、強い対人不信があります。それが人格化して治療関係を壊そうとしたり、攻撃的な態度で治療者を挑発したり、試すような言動で振り回してくることがあります。その様子は時に境界性パーソナリティ障害（borderline personality disorder：BPD）の行動化と区別がつきにくく、実際にその診断を受けている患者さんもいます。ここで重要なのは、解離性障害と BPD は根本的に別の障

害であると理解することです。そのうえで解離性障害の人がBPDとしての性質（BPD性）をある程度重複して持っていると考えると，比較的わかりやすいでしょう。

　ここで言うBPD性とは，相手をつなぎとめようとしてあらゆる自罰的，他罰的な手段を用いる傾向のことです。そして普段出ている自己抑制的な人格の陰に隠れていた感情的，黒幕的な人格がそのような性質を持っている場合，そのDIDの患者さんはBPD的な性質を現すことになります。治療によって彼らが落ち着きを取り戻すとBPD的な行動化が収まっていく場合もありますが，衝動性や攻撃性が前景に現れ，BPD的な特性が表立って悪化することも起こります。長い治療経過を通して最終的にどう変化していくかは，予測できないところがあります。

5.　交代人格は「抑圧された心」とは異なる

　交代人格の行動には，患者さんの内部に起きている問題を知る手掛かりが含まれており，それについて本人と話し合うことは重要です。ただし交代人格の示すさまざまな情緒はあくまでもその人格が持っているもので，それを「主人格ないしは別の交代人格が抑圧している部分である」とは考えないほうがよいでしょう。この点を理解することはとても大事ですが，同時に難しいことでもあります。治療者や援助者が「あなた（交代人格）はAさん（主人格）が言えないでいることを，代わりに言ってあげているのですね」と解釈し，理解を示したつもりでも，当人は「どうして私自身の気持ちとして理解してくれないのだろう？」と不満を感じている可能性があります。これは，人が別々の心を複数持っているという事態を，治療者や援助者がうまく飲み込めないことで起こる行き違いです。それほどに「心は一つ」という信念は，多くの人々にとって疑う余地のない常識となっているのです。

「心は一人に一つ」か

　私たちは人の心は一つしかない，と考えがちです。それはある意味では錯覚で，ある意味ではそのとおりです。私は私であり，昨日の私も，明日の私も，1時間前の私も，そして1時間後の私も同じ私です。心は一つであり，DIDの患者さんの心もまた一つのまとまりと考えれば，交代人格の情緒をあくまでも主たる人格の意識下に抑圧されたものとみることもできます。しかし多くの場合，DIDの交代人格は主たる人格のコントロールできない領域にある，いわば別人であることを忘れてはなりません。

　少し矛盾するかもしれませんが，心が一つ，という感覚はそれぞれの交代人格についても当てはまっている，と言えそうです。交代人格Aさんが「自分は一人の自分」と考えるのと同じように，交代人格Bさんも，「自分は唯一の自分」と感じています。自分が唯一，心も一つであるからこそ，AさんはBさんとも異なる独自の存在という確信を持てます。例えば，次のような一連の流れを考えてみましょう。Aさんの人格がしばらく表に出ていて，今度はBさんが中から出てきたときに，その間Aさんは中で眠っていたり，あるいは後ろから外の様子を観察していたりします。そしてBさんに代わって再びAさんが出てきた場合，Aさんにとっては，「私は一つの心であり，先ほどBさんが出ていた間，自分は寝ていた（あるいは後ろで観察していた）」という体験になります。これは事実上「心は一つ」という体験と同じです。その意味でDIDの状態は「心が一つとは感じていない状態」というよりは，「心は一つと感じている人格が複数存在する状態」と表現するほうが，より正確ということになります。

　さてここまで読まれて「では抑圧とは何だろう？」とお考えになった人がいるかもしれませんが，それこそが重要な問題です。精神分析でいう抑圧とはフロイトが考え出した概念であり，人が意識レベルで考えたくない

ことを抑え込もうとする心の働きという意味です。この抑圧の概念は「無意識」という考え方とセットになっています。抑圧されたものは，我々が意識できない「無意識」の心の部分に押し込められる，とフロイトは説明しました。よってフロイトの説で考えれば，Aさんの心にとって意識できない別人格Bさんの心は，Aさんの無意識に存在することになります。すなわちBさんの人格は，抑圧されたAさんの心の一部である，という理解です。フロイトの「心は一つである」という前提をもとに考えると，結論はそうなってしまうのです。

　この流れでは，AさんとBさんという二つの心について考えようとしても，結局は一つの心であるという結論になってしまいます。DIDの人の心を理解するうえで，この考え方は矛盾を含み，限界があります。フロイトの作り上げた精神分析の理論は，解離という現象を扱うには不備があると言えます。

　もちろん別人格の言動に，主たる人格が主張できなかったり意識したくなかったりする部分が反映されていることもあります。例えば主人格が人に対してノーと言えない傾向があるとしたら，はっきりとした意見を持ち主張する交代人格は，主人格が抑えている部分だと考えることもできます。このように交代人格の意識や感情が患者さんの抑圧を反映したものであるという見方が，患者さんの全体状況を理解するうえで，役に立つこともあります。しかし，それが全ての状況に当てはまるとは限りません。ひとつ例を挙げると，第三の交代人格が，第二の交代人格と同じく自己主張ができるとしても，別の部分では異なった性質を持つ場合に，第三の人格が形成された理由は，抑圧を原因とする精神分析的な理解だけでは説明できません。こうしてそれぞれの交代人格にはそれぞれ別の心があり，異なる考えや感情を持っているという実態に目を向けることが，症状をより深く理解するうえでの助けとなるのです。

◆交代人格を否定するハルナさん（20代女性，アルバイト）

　ハルナさんは他者に配慮する真面目な人柄でした。面接が始まると別人格が現れるようになり，面接中も頻繁に人格交代が起こるようになりました。やがてそれぞれの人格が争って出現するために，セッションはかなり混乱したものになりました。解離性障害の治療にあまり慣れていない治療者は，戸惑いつつもハルナさんに「あなたの中にいろいろな気持ちがあり，それぞれがあなたの気持ちを代表して伝えようとしているようですね」と言葉をかけました。けれどもハルナさんはそれに納得できませんでした。そして「私の中に別の人格がいるなんて，信じられません」「ここにいる間の出来事をほとんど思い出せません。先生はどうして私の話をちゃんと聞いてくれないんですか？」と訴え，治療者に不信感を持つようになりました。

　治療は膠着状態に陥り，ハルナさんの気持ちもますます不安定になっていくようで，治療者は交代人格たちとどう接してよいかわからなくなりました。よくよく考えた末，治療者は対応の方針を変えようと決めました。面接に現れた人格たち一人一人の言い分に耳を傾け，それぞれの考えや感情を尊重するよう心掛けました。交代人格はハルナさんとは全くの別人である，という見方に切り替えたのです。その結果，自分の主張が認められたと感じた人格たちは落ち着きを取り戻し，面接に姿を現すことも減っていきました。治療者はようやくハルナさん本人と，じっくり話ができるようになりました。

　このようにDIDの治療において，「人の心は一つである」という固定観念を捨てることで，治療が進展していくことは少なくありません。患者さんに接する際に，交代人格の心の働きは主人格が直接関与できないところで生じていると考え，働きかけを工夫します。主人格に向けて「交代人格の示す考えや感情の全ては，あなた自身が生み出したものである」という

考えを押しつけることは，多くの場合患者さんを混乱させ，不安にさせてしまいます。DIDの人には複数の心があり，それぞれが独立して機能していると捉えることが重要と言えるでしょう。

6．トラウマの結果として生まれる否定的な自己像

　解離性障害の患者さんの多くは，過度に否定的な自己像を抱いています。ありのままの自分には価値がなく，誰かのために役立つことによってのみ，ようやくこの世に存在する資格ができると感じています。過去に起きた辛い出来事は自分の愚かさが招いた結果であり，全ての責任は自分にあるとも考えがちです。客観的にはその人が被害者であることが明らかな場合でも，本人は不満や怒りを全く感じておらず，治療を通して初めてそれに気づくことも稀ではありません。

　こうした自己像を抱く理由のひとつとして，彼らが身近な他者の言動をそのまま取り入れてしまい，自分自身を悪い存在と認識してしまう傾向があります。例えば親が自分の苛立ちを我が子にぶつけているにもかかわらず，その原因が子ども自身にあると決めつけていることがあります。この他に我が子を傷つけた親が自らの罪悪感を抱えきれず，あたかも子どもの側にその原因があるような言い方をすることがあります。「お前が悪い子だから怒るんだ」「あなたのために教えてやっている」などの言葉で，問題が子ども自身にあるかのようなすり替えを行うのです。それらの誤った理解を子どもが取り入れてしまうと，「自分が悪いのだ」と思い込んでしまいます。

　このように関係性から生まれる歪んだ自己像について，精神分析家のサンドール・フェレンツィは「攻撃者への同一化」という概念を用いて説明しています（のちほど付録1「黒幕人格が形成される過程について」で，もう少し詳しく触れます）。ここでいう同一化は，子ども（すなわち被害

者）が攻撃者そのものになるという意味ではなく，攻撃を受ける対象のイメージに自分自身を当てはめてしまう心の働きのことを示しています。「あなたは悪い子だ」と言われて「そのとおり，自分は悪い子なんだ」と信じてしまうのです。

　悪い自己像のもうひとつの背景には，自分ではどうすることもできない状況に置かれ続けた患者さんが，他者に期待することを諦め，自分自身を変化させることで苦難を乗りきろうとしてきた，という事情があります。自分を取り巻く状況が悪化するなかで，周囲に理解や支援を求めても気づいてもらえず，手を差し伸べてくれる人がいなければ，それに疲れた患者さんは，助けを求めることをやめてしまいます。やがて全ては自分の責任と考え，「自分が頑張ればよい」と考えるようになります。この考えに従うと，「相手の期待や意向に沿えない自分が悪いのだから，それに応えられるよう頑張ればよいのだ」と思うようになります。全ては自分のせいという発想は，全ては自分次第であり，自分でコントロールできるという考えにつながり，救いが生まれます。こうして患者さんは相手に合わせて自分自身を変えようとし続けるようになります。

　その結果として患者さんの多くは，自己犠牲に基づく過剰適応の様式を身につけていきます。あらゆる困難に自力で対処するやり方を突きつめていくと，最終的には自分の在り方そのものをすっかり変えてしまえばいい，ということになります。ただしその努力や試みはやがて限界を迎え，窮地に立たされてどうすることもできない場面に遭遇します。まさにこのような時に，その場面を切り抜ける力を持った交代人格が，突然誕生することがあります。なかにはそうして人格が誕生した瞬間を，治療を通して思い出す人もいます。「窮地に追い込まれて絶望的になり，それと同時に意識が遠のいた」という体験として語られます。こうしてピンチを切り抜けるために交代人格が生まれ，時にはその交代人格がさらなるピンチを迎えたときに，また別の交代人格が誕生する，という事態が起こります。交代人格が次々と増えていく患者さんの中では，このような展開が起きてい

ることもあります。

◆攻撃者の人格を持つタツヤさん（30代男性，専門職）

　両親から理不尽に怒られることの多かったタツヤさんは，小さい頃は我慢して，言われるままに従っていました。思春期の頃には疑問や反発を感じるようになりましたが，その気持ちをずっと抑えていました。20歳を迎えたある日のこと，とうとう耐えきれなくなり，思わず反論し，強い口調で両親を非難しました。ところが父親はその訴えに少しも耳を傾けず，ただ一言「お前が何か言う権利などない！」と言い放ちました。そばにいた母親も父親に同意し，いつものように「お父さんにそんな口を利いて。謝りなさい」と促しました。

　タツヤさんは心の奥で「何かが壊れるような」感覚を覚え，自分自身が二つに分かれるのを感じました。その後は両親に対しいっそう従順になり，なぜか「自分は価値のない人間だ」という意識を抱くようになりました。その一方で，突然攻撃的になり，両親の言うことに逆らったり，批判的な態度を取ったりするようにもなりました。このような時は自分の言動を覚えておらず，記憶のない時間が増えていきました。

　タツヤさんの内部に，両親に従順な本人とは対照的な人格が生まれたのです。やがて頻繁に人格交代が起こるようになり，この人格が現れると，両親を徹底的に批判し攻撃しました。両親は息子の態度が急に豹変することに驚き，それに振り回されて疲弊しきってしまいました。どうしてよいかわからなくなり，タツヤさんを連れて精神科を訪れました。

　タツヤさんの例では，フェレンツィのいう「攻撃者への同一化」とは異なる意味で，タツヤさん自身が攻撃者となる形の交代人格が形成されました。まるで彼の両親と同じような攻撃的態度で，立場を逆転させて両親を攻撃する人格です。タツヤさんは強い自己否定と周囲への過剰適応の傾向

を持つ一方で，それとは対照的に，反抗的で批判的態度を示す交代人格を持つようになったわけです。どちらの人格も他者と対等な関係を持つことができず，極端な上下関係や支配─服従の関係になってしまうという意味では同じであり，表裏一体ともいえます。そこには，ありのままの自分の姿を否定する「悪い自己イメージ」が影響していると考えられます。このような極端な対人関係の在り方は，DID の患者さんにしばしばみられるもので，時には治療者との関係にも現れることがあります。

7．治療関係に起こるトラウマの再現

　治療関係の中で最初に現れるトラウマの影響は，対人不信からくる治療への抵抗です。DID の患者さんは，治療においても過剰適応のパターンを無意識に繰り返してしまうことが多く，特に治療の初期においては治療者の方針や治療スタイルに合わせようとすることがあります。次第に無理が生じ，その結果として面接中に意識を失ったり，交代人格が頻繁に現れたり，遅刻やキャンセルが増えたり，自傷行為が悪化したりなど，問題が多発します。この段階でも本人（主人格）は不満を自覚していないことのほうが多く，それらの不満や憤りは，交代人格の言動を通して治療者に突きつけられるようになります。目の前に現れた人格たちと話し合い，信頼関係を形成することができれば，治療の最初の壁を乗り越えて，次の段階に進むことができます。

　治療者への不満や怒りといった陰性感情を持つ交代人格たちは，治療への不信感を抱き，治療者に直接それを向けてきます。この時には人格たち一人一人の言い分を聞き，誠実に話し合うことが必要です。彼らが治療者の前に出てきた時点で，実は一定の望みがあると考えてよいでしょう。それは，治療者が信頼できる人間かどうかを確かめようとする行為だからです。否定的な感情を持った交代人格が出てくるのは，治療者と直面する準

備が整ったからでもあります。その準備が整わない段階では，治療者の前には姿を見せず，時には治療の外から妨害します。事故に遭ったり怪我をしたりと，面接に来られない状況を作り出すこともあります。

　患者さんの持つ治療への不信は，期待の裏返しでもあります。強い人間不信の背後には，誰かを信じたいという切実な思いが秘められているものです。彼らとの出会いを歓迎し，治療者の側から積極的に交流しようとする姿勢が大切です。言ってみれば「こちらから迎えにいく」という姿勢です。患者さんの中のあらゆる人格とそれぞれに信頼関係を結ぶことができれば，治療の場は患者さんにとって安心できる「居場所」となります。その状況が整うにつれて，過去のトラウマもまた想起されるようになっていきます。

◆対人緊張の強いユノカさん（30 代女性，医療職）

　さまざまな解離症状に悩まされるユノカさんは対人緊張が強く，話し始めてもすぐに黙り込んでしまうほど内気でした。ところが治療開始後数カ月ほど経った頃，ユノカさんとは正反対で言いたいことをはっきり言うきつい性格の男性，バクさんの人格が現れました。治療者に対しバクさんは「あんたのことは信用できない。ユノカを治そうとするなんて，無意味なことはやめろ！」と真っ向から対立する姿勢を見せました。治療者はなぜそんなことを言うのか，バクさんに理由を尋ねました。するとバクさんは，「ユノカはこれまであまりに辛い思いばかりしてきたので，もう死なせてやりたい」と，考えていることがわかりました。バクさんは主人格のユノカさんの苦しみを理解するがゆえに，治療をやめさせようとしているのだと，治療者は理解しました。

　そこで治療者は，バクさんに次のように問いかけました。「ユノカさんの苦しむ様子をずっと見てきたあなたが，そう思うのは無理もないと思います。けれどもユノカさんがなぜそこまで人前で緊張してしまうの

か，私にはまだ理由がわかりません。誰かに深く傷つけられるようなことが，これまでユノカさんにはあったのでしょうか？」と。これを聞いてバクさんは困ったような表情になりました。そして躊躇（ちゅうちょ）しながらも，ユノカさん自身が語れないでいる幼少期のトラウマについて，話し始めました。

　治療開始直後は不信と不安でいっぱいだった患者さんも，治療者の肯定的な姿勢や一貫した中立的態度に徐々に心を開き，治療者を信頼したいという気持ちを抱くようになります。ところがいざそうなると，これまで親密な人たちとの間で繰り返されてきた辛い出来事や苦しい感情が思い起こされ，相手の期待に応えられなければ見捨てられるのではないか，という不安もまた高まることがあります。ユノカさんの内部でもそうした見捨てられ不安が起こり，治療者にこれ以上心を開くことを阻止する動きが起こりました。交代人格のバクさんは，その役割を果たすために登場したのであり，ユノカさんにこれ以上の傷つきを体験させたくないと考えていました。このような交代人格の思いに治療者が理解を示すことで，ユノカさんの治療はもう一歩先にいくことができたのでしょう。

　繰り返し述べているように，交代人格は主人格のコントロールを超えた領域に存在し，主人格とは異なる意見や考えを持つのが一般的です。だからこそ主人格の記憶していない事実を把握し，主人格が気づけない発想や視点を持つことも多いのです。交代人格に備わっている力を引き出すことで，人格全体が救われる道を見つけることができます。そのために治療者は人格たちと表面的に関わるのではなく，できるかぎり深く話し合うのがよいでしょう。治療的な対話を重ねるなかでそれぞれの人格が成長し，発展的な変化を遂げていきます。私たち治療者が一方的に患者さんを治すのではなく，人格全体が持つ自然な治癒力を引き出すことで，真の意味での治癒に向かうことができると考えられます。

第3章　治療構造のあり方とその工夫

1. はじめに

　いかなる心理療法においても，その舞台となる場の枠組みが必要です。それを治療構造と呼びます。そこには治療を行う機関の設備や部屋などの環境，面接頻度，曜日や時間枠，料金などの現実的な条件がまず必要であり，加えて治療者の用いる理論や技法，患者さんを迎える態度や治療上の方針といった無形の条件も含まれてきます。

　治療構造の考え方は，精神分析では極めて重視されます。いかに治療構造が守られるかは，治療が安全かつ確実に進んでいくために非常に重要であるといわれています。治療がいつも予定どおり行われ，そこに大きな変化や曖昧さが伴わないことが，患者さんにとって必要不可欠なファクターであると考えられています。

　一般に心理療法は精神分析の考えを受け継いでいる部分が多く，治療構造を重視する立場は多数の治療者に支持されています。実際に治療構造が守られることは，治療者側にとっても守りとなり，大切です。患者さんが来たり来なかったり，料金が支払われずに滞ってしまったり，治療時間が患者さんの都合で遅れて始まったり，長引いてしまったりすることは，治療者にとってばかりでなく，環境としての場や他の患者さんたちにとっても良くない影響をもたらします。時には大きな負担や損失を与え，治療環

境そのものを台無しにすることさえあるのです。

　治療構造が守られる必要性は，治療の場を健全に機能させる点にもあります。治療者には一日に複数の患者さんとスケジュールどおりに会い，治療記録を書き，気持ちを切り替えて次の面接に備える，という分刻みの予定をこなすことが求められています。患者さんの側は，もっと長い時間話を聞いてほしい，時にはいつまでも一緒にいてほしいという気持ちを抱くこともあります。しかしながら，限られた時間の中で果たすべき役割を全うするためには，一定の治療構造を維持することが必要不可欠です。

　治療構造をきちんと守ることは，患者さんの苦しみが比較的軽く，また生活状況など全般に余裕がある場合には，さほど難しくないかもしれません。実際に社会適応のレベルが高く，かつ治療に意欲的な患者さんたちは，この治療構造を非常によく守る傾向にあります。時間に遅れることもほとんどなく，終了時刻が来たら退出し，無断キャンセルもなく，支払いも滞らないような治療関係では，治療構造を話題にする必要性はほとんど生じません。そしてその構造化された時間の中で扱われる内容に集中することができます。

　これらを前提として考えた際に，解離性障害の患者さんの場合には，この治療構造をいかに維持するかが重要な課題となることがあります。解離性障害の患者さんとの治療はしばしば面接外に持ち出され，いったん定まったかのように見えた構造が繰り返し揺るがされる傾向があるからです。例えば連絡のないキャンセルや大幅な遅刻，面接室に入れないほどの不穏状態，セッション中の錯乱状態や自傷行為など，さまざまな事態が発生します。治療者はその都度対応に追われ，決まっていた予定やスケジュールを変更せざるを得なくなることもあります。このほかにも前回とは別の人格が来所した場合などは，たとえ開始時間が守られているとしても，それまでの治療上の連続性が断たれるため，別の意味で構造が揺るがされてしまいます。実際にこのような事態に陥るときは，患者さんの側に緊急な事情が生じている可能性が高く，それが治療上の進展とも関係している場合

があります。患者さんの内面に変化が生じるために，そこに抵抗や反発を抱いた内部の動きが，結果的に治療構造を揺るがそうとするのです。そのように考えると，治療構造の揺らぎはある種必然的に生じるという理解のもとに対応することが重要です。そこには，患者さん個々人により構造は異なり，個別に成立するものだという考えも含まれます。特に治療の初期ではそれぞれの患者さんのペースを尊重し，面接頻度や時間枠への本人の希望を取り入れつつ話し合いながら，治療の枠組みを設定していくとよいでしょう。時には毎日相談して予約をとるような，いわゆるオンデマンドでの面接から始めるなど，信頼や安心の感覚を育むために，早急な構造化を強いない方針が有効なこともあります。

2. 治療契約を結ぶ

　解離性障害に限らず，心理療法を始める患者さんと治療目的を共有し構造を設定し，協力関係を築いていくために，いわゆる治療契約を結ぶことが奨められます。ただしそれは，法的な拘束力を持つ契約書を取り交わすというより，治療におけるルールや約束事を取り決めるという意味が大きいです。具体的には，それぞれの治療機関で予め用意されている文書の内容を治療者の側が説明し，患者さんがそれを読み，承諾のサインをするという形を取ることが多いでしょう。患者さんによって個別に変更を加える必要があれば，その旨を書き加えることもあるかもしれません。そして心理療法の記録の最初のページにこの契約書が綴じられ，患者さんの側にも同じ内容のものが渡されます。

　解離性障害の患者さんの場合にもこうした治療契約を結ぶことが奨められますが，この時に注意すべきなのは，誰と契約するのかという点です。なぜなら治療を有意義なものにするためには，契約を結ぶのに最も適切な人格を知る必要があるからです。たいていは複数の人格の中の誰かが，主

人格にとって必要であると判断し，情報を集めたうえで治療を受けるための行動を取ろうとするものです。ただし治療を望むその人格が，最初の出会いで治療者の前に現れるとは限りません。

　すでに数人の交代人格の存在を自覚している患者さんでは，治療を通して自分が変化することに不安を覚えている場合もあります。交代人格の働きに助けられている患者さんの多くは，その存在が消されるのではないかという恐れを抱きます。反対に交代人格の活動性が高まった結果として，主人格は「自分が消えてしまう」ように感じたり，むしろ「自分がいなくなればいいのだ」と考えてしまったりすることもあります。主人格が治療を求めていても交代人格がそれに賛同していないと，面接中に他の人格が現れて治療を妨害したり，治療者の真意を探ろうとしたりします。このような場合に備え，誰と契約を結ぶのかという問題を考えておく必要があります。

　解離性同一性障害（DID）の治療では，それが正式に始まってしばらくしてから，それまで全く出会ったことのない人格が面接に現れることもあります。その人格にもこれまでの治療の経緯を説明し，新たにラポールを形成する必要が生じます。このときには，その人格と新たな治療契約を結ぼうと考えるよりは，別の人格との間に以前交わした契約について伝えるほうが望ましいでしょう。基本的には，どの人格とも同じ内容の契約を結ぼうとすることに意味があります。

　このように考えると，最初の治療場面で契約を急いで取り交わすことにも是非があると気づかれるでしょう。このような契約の仕方には，時に「早く正式に治療を始めたい」という治療者側の焦りが隠れていることもあるかもしれません。解離性障害のケースとしての興味深さから，治療者が治療を始めることを強く望んだ場合，それが患者さんの側に警戒の念を抱かせることもあります。そうした事情も踏まえ，治療の構造を大まかに説明したうえで，概ねの内容について口頭で了解を得て，それを記録に残す形にとどめるのもまたよいでしょう。正式な治療契約の文書を交わすの

は，ラポールが形成され，治療関係が定まってからでも問題ないと言えます。

3. 治療構造の柔軟性を保つこと

　最初に述べたように，治療の基本的な設定には，その内外に関わるさまざまな条件や要素が含まれます。面接を行う場所，曜日や時間帯，頻度や料金をはじめ，部屋の広さ，椅子やカウチの空間的な配置，家具や調度品の醸し出す雰囲気など多岐にわたり，治療者の態度や言動もそこに加わります。座る椅子の心地よさひとつをとっても，その場の治療に極めて大きなインパクトを与えます。多くの患者さんにとって，治療者がいつも同じ場所で，同じような温かい姿勢で導き入れてくれることが何より大切です。人はいつもと同じことを繰り返すことに心地よさを感じる習性を持っています。そこでは予想外のことが起こらないという安心感が生まれます。治療構造を設定することの意義は，私たちの中にあるそうした傾向とも関連しています。

　とはいえこれまで説明したとおり，解離性障害の患者さんの治療においては，場所や時間枠などの基本構造が不安定になることも稀ではありません。患者さんの多くは時間感覚の喪失や混乱の症状を抱えています。ことに DID では人格交代の間の記憶がないことも多く，それゆえそもそも予定どおりに行動することが難しいという特徴を持つからです。通常の心理療法では同じ曜日や時間帯に一定の頻度で面接を行う構造が望ましいとされていますが，解離性障害の患者さんの面接ではそこに収まらない事態がしばしば発生します。

　次の例のように，構造からの逸脱が治療の始まる前から生じることもあります。面接を行う場所を決めていても，それが守られないという状況も生じうるのです。

66

◆動けなくなるワカナさん（20代女性，専門学校生）

　ワカナさんは心理面接に向かう途中でたびたび問題を起こし，外来のスタッフはその都度対応に追われました。ある時は診療所の近くの喫茶店で動けなくなり，スタッフが迎えに行かざるを得ない事態となりました。その後しばらくはワカナさんの両親が来院に付き添うことを約束し，かろうじて治療構造が維持されることになりました。

　しかしその後も新たなトラブルが生じました。例えばセッション中にフリーズしてしまい，次の患者さんの時間になっても面接室から出られなくなりました。また治療後の帰宅途中で付き添いの家族からはぐれ，行方不明になってしまうこともありました。

　事あるごとに治療者は焦りと不安を感じましたが，幸い主治医や受付スタッフが協力体制を敷き，常に連携しながら対応に当たることができました。こうしてなんとか治療構造を保つことができたおかげで，徐々に安定したセッションを持てるようになりました。

　治療構造からの逸脱は，面接の前後だけでなく面接の最中にも生じます。患者さんの内的な葛藤が治療の中に持ち込まれると，構造そのものを揺るがすような問題が起こるからです。面接中に患者さんが意識を失うこともあれば，自傷行為に及ぶこともあります。治療者が患者さんの行動をその場で阻止し，時には介抱し，安静を確認するまで面接を終われないという状況も起こりえます。行動化や人格交代の激しい患者さんの治療では，安定した面接のペースが定まるまで1回のセッションが規定の時間枠を大きく外れてしまうのは，珍しいことではありません。それに備えて手の空いているスタッフや付き添いとなる家族がいればよいですが，実際にはそうした人手のない状況で患者さんに対応せざるを得ないことのほうが一般的です。

　治療者は患者さんの病状や同伴者の有無などさまざまな条件を考慮しつつ，治療構造を設定します。頻度および時間枠については，例えば週 1 回から 2 回，ないしは隔週 1 回で，時間枠は 30 分，50 分，60 分という形を取ります。治療者との信頼関係が形成され治療の流れが安定してくると，構造を大きく揺るがす行動化は次第に減少します。治療環境の事情によっては難しい場合もありますが，患者さんが安定するまでは過ごせるようなスペースを確保するなど，ゆとりある構造を準備しておけるのが理想です。条件の許す限り，治療の初期からその枠組みを患者さんの状態に合わせて柔軟に設定できるような「柔構造」（岡野，2008）の方針が望ましいと言えるでしょう。

4. 面接外に持ち出される問題

　DID の治療において交代人格が出現すると，当初は想定できなかったようなさまざまな「事件」が起こります。面接時間の前後に患者さんの別人格がトラブルを起こし，大きな病院などでは他科の人々を巻き込む騒動に発展することもあります。治療者にとっては頭の痛い問題ですが，面接の前後に起こる「事件」は，患者さん自身も自覚できない別人格の情動が面接内で表現しきれず表れたものと理解し，取り上げて話し合えることが大切です。

　患者さんとの関わりが面接内にとどまらない場合には，その診療所，ないしは病院の他の部門との連携も極めて重要になります。あるいはそれらの協力があって初めて治療が成立するといってよいほど，巻き込みの激しいケースもあります。患者さんに応対するスタッフの理解や協力，主治医との連携は絶えず必要であり，そのためにも治療に携わる治療チーム自体が，その組織の中で受け入れられ，理解されることが求められます。以下に具体例を示しましょう。

◆意識を失うジュンさん（20代男性，無職）

　ジュンさんは治療者との面接の前にたびたび意識を失い，痙攣発作を
起こしました。治療は総合病院の精神科で行われましたが，発作は総合
受付前の広い待合で起こるため，治療者は院内のスタッフから毎回のよ
うに呼び出されました。

　治療者は彼を迎えにいくたびに周囲に迷惑をかけたことを詫びなが
ら，ジュンさんの保護者のような気分になるのを感じていました。この
ような「お迎えの儀式」を繰り返すうちに，面接前の発作は収まってい
きました。

　治療者が後にこの発作のことを話題にして，当時の気持ちについて尋
ねると，ジュンさんは幼児期の保育園での出来事を回想しました。具合
が悪くなると，母親が仕事を切り上げて迎えに来てくれるので，密かに
そうしてほしいと感じていたのです。その話をしながら，面接の前にも
同じように治療者に迎えに来てほしいと願っていたことに気づきまし
た。治療者に頼りたい気持ちを自覚できないまま，ジュンさんが面接前
に発作を起こしていたことが，二人の間で共有されました。

5. 構造が揺さぶられる事態への対処

　繰り返しになりますが，治療構造とは決して不動なものではなく，その
時々の患者さんの状況を受けて揺り動かされたり形を変えたりするもので
す。それは治療の初期だけではなく，治療が進むなかでも起こります。患
者さんの心の奥に潜在していた記憶が蘇り活性化されると，さまざまな感
情が引き起こされて，それが治療構造にも揺さぶりをかけることになりま
す。

　ひとつの典型は，治療者への依存心の高まりから起こります。最初は遠慮や警戒心もあり，主人格は節度を保ち時間枠を守ろうとしますが，回を重ねるなかで，治療者に近づきたい，頼りたい，甘えたい，もっと一緒にいたいという気持ちが高まることがあります。その結果として，例えば面接の終わり近くになってから子どもの人格が現れ，退室をしぶり始めます。あるいは治療の半ば近くで，ようやく過去のトラウマ体験が思い起こされて，終了時刻が近づいても収まりがつかなくなることもあります。特に面接時間が30分など比較的短い設定の場合，このような問題は半ば必然的に起こる可能性があります。さらには治療者の不用意な言葉がきっかけとなり，攻撃的な人格や退行的な人格が現れて暴走し，面接が時間内に終われなくなる事態が起こります。これらの状況への対処として，言葉では表現されない欲求や感情について，治療者のほうから積極的に取り上げて話し合うことは有効です。一例として，先に述べたような治療者への依存心について，直接問いかけてみるのもよいでしょう。交代人格の行動を患者さんと共に振り返ることで，本人も自覚できないでいた過去の出来事に対する感情への気づきを促すようなやり方も役立ちます。

◆子ども人格を持つホノリさん（40代女性，会社員）

　ホノリさんは真面目で礼儀正しい女性でしたが，面接の終わりが近づくと必ず子どもの人格が現れて泣き，予定どおりセッションを終われない日がほとんどでした。ある時治療者は部屋にあった人形を使い，泣きやまない子ども人格をあやそうとしました。何度かそれを試すうちに，子どもの人格は人形を手に取るようになり，自分の気持ちをその人形に語らせる遊びを始めました。人形遊びを通して，ホノリさんの子ども時代の様子が再現され，家庭内に起きた出来事が治療者にも理解できるようになりました。

　人形遊びが続いていたある日，主人格であるホノリさんが，面接に来

て間もなく，それまで思い出せないでいた子どもの頃の辛い記憶が蘇っ
てきたことを初めて打ち明けました。そしてそのまま激しく泣き続け，
面接の終了時間は大幅に遅れてしまいました。治療者は次の予定を変更
せざるを得なくなり，その日のスケジュールはかなり厳しいものになっ
てしまいました。

　けれどもこの時の体験した苦しさについて治療者と話し合った後，子
どもの人格は現れなくなりました。その後ホノリさんの面接は進み，
時々子どもの人格が現れて大事なことを話しましたが，以前のように号
泣することはなく，しっかりした態度で自分の考えを話すようになりま
した。

　この例では，治療者が子ども人格の気持ちをなだめる行動に出たこと
が，結果的に主人格であるホノリさんの情緒の解放を促し，進展のきっ
かけをもたらしました。しかしそこには一時的に治療構造への揺さぶりが起
こり，枠組みが大きく崩れたことも事実です。この出来事は，治療構造を
厳密に維持しようとすると，治療の進展を妨げる可能性があることを示し
ています。

　つまり治療構造を守るという信念にとらわれすぎて，それがあたかもひ
とつの目標として扱われると，患者さんの行動に込められた大事な意味を
見失う危険もあるということです。構造の安定を目指すことはとても大切
ですが，それを頑なに守ることにとらわれすぎないことが肝心です。柔構
造による建築物のように，その時々の変化を受け止め，「しなる」こと
で，いわば動的な安定性を発揮することが重要と言えます。例えば10分
遅れてきた患者さんに，5分の延長を提供するという努力もそのひとつ
です。自分の心の不安定さにもかかわらず，いつもと同じに近い体験ができ
た，と患者さんが思えることが大切なのです。ただし10分の遅れを治療
者の側が取り戻そうとすれば，当然治療者にもストレスが生じます。それ
を治療者がことさら患者さんに悟られないようにするなど，必要以上に隠

す必要はありません。いわば患者さんの側が失ったコントロールを治療者が一緒に受け止め，できるだけリカバーするという意味であり，こうした共同作業の体験が患者さんの心を回復に導くと考えられます。

第 **4** 章 **家族への対応と連携**

1. はじめに

　これまでにも述べたように，解離性同一性障害（DID）の患者さんの症状に気づいた家族が動くことで，ようやく治療が始まることは少なくありません。交代人格の出現によって患者さんの生活にはさまざまな問題が起こりますが，たいていそれは家族の日常にも大きな影響を及ぼします。ただし家族が人格交代の現場に居合わせたとしても，見過ごしていたり，演技だと疑ったり，単に感情表現が激しいだけだと思い込んだりしており，問題を認識するまでに時間を要する場合もあります。

　患者さんの身近にいる家族が解離の症状を見過ごすのには，いくつかの理由があります。ひとつには，交代人格がそもそもその家庭環境の中で必然的に生まれたという背景事情が関係しています。例えば父親との虐待的な関係で解離が生じた場合，父親の前では決して現れることのない交代人格と，父親の前でいつもと変わりない態度を見せる主人格に分かれることがあります。前者は父親に反抗的であっても，後者が父親に従順に振る舞うことで，表面的な父子関係には問題が起こりません。交代人格は本人に代わって父親を非難したり，見えないところで怒りの感情を爆発させたりしますが，普段の父子関係は良好なままでいられます（ただしここに書いた交代人格，主人格が入れ替わったような状況もあります。主人格のほう

が父に反抗し，反対に交代人格が服従する，という場合です）。

　ここで注意すべきなのは，父親の前に出ることのない反抗的な交代人格は，その虐待的関係を理解していない，あるいは見て見ぬふりをする母親の前でも姿を現すことなく潜伏するということです。自分の存在を受け入れない対象の前では，交代人格は姿を見せないことが多いからです。こうしてその患者さんの家庭では，親に対して子どもは常に従順であり，言われたことは全て淡々と受け入れるという暗黙のルールが定着します。家庭内に自由な感情表現は失われ，一定の抑制された行動しか許されないような，もともとあった強固な縛りや枠組みがさらに強化されていくのです。

　そうした環境にあると，交代人格たちは表に出ることができず，その存在を知られないまま過ごします。何かの拍子に別の人格が顔を出し，いつもの本人とは異なる態度を見せたとしても，両親により即座に否認され，否定されてしまう，という事態が起こります。例えば父親が怒鳴りながら何かを命令したときに，主人格はその指示に従おうとしますが，その直後に別人格に交代し「うるせえ！」などと叫んだとします。このような言動は普段の本人には決してみられないために，一瞬はっとした両親も，「気のせいでは？」と受け流してしまうのです（実際に交代人格も，言いたいことを言った途端にさっさと中に引っ込んでしまうこともあり，主人格も何もなかったかのように振る舞うので，誰もその瞬間の出来事に気づかないままになります）。

　もうひとつの問題として，両親にとって，我が子に別の人格があるという事実は，多くの場合全く受け入れられない考えであるという実情も考慮しなくてはなりません。一人の人に複数の人格が存在するという事象は，通常私たちが持っている常識をはるかに超えています。そのような現象が起こりうることを，DID の臨床に携わっている人々は知っていますが，一般の人々にとってはまだまだ想像できないものです。ましてや患者さんの家族の場合，それを受け入れることはさらに難しくなります。仮に知識として DID という障害の存在を知ってはいても，自分の子どもにそれが

生じていると認めるのは，別のことなのです。

　DID と診断された患者さん自身でさえ，治療が進み交代人格の存在が確認されてからも，「人格交代は自分の思い込みではないか」「自分は周りの人を騙しているのではないか」と考え，症状への自覚そのものが揺れ動くことは多いものです。他の精神的な障害と比べても病識を持ちにくく，「自分は病気ではない」と思い込み，治療の必要性を見失うことが起こりやすいと言えます。自分自身を信じきれず，自己喪失に陥りやすいのが解離性障害の特徴でもあります。自らの実感への信頼が乏しく，対人不信のみならず自己不信とも言える状態にあるのです。よって，まずは患者さんの身近にいる家族や支援者に対し，心理教育的な関わりを通して DID という障害への受け入れを進め，トラウマへの理解を深めてもらうのが望ましいでしょう。治療ではこれらの人々と共に，症状の悪化をできるかぎり防ぐような協力体制を作り出すことが求められます。ただし患者さんの家族が虐待に関与している場合には，これは非常に難しい作業となります。本章ではこうした課題も視野に入れたうえで，さらに考えていきます。

2.　原家族によるトラウマの理解

　解離性障害が生まれる家庭の背景として，一般的には厳しいしつけや虐待の問題が考えられます。解説書によっては，解離性障害の原因として，ほぼ幼少時の虐待が原因であると断定しているものもあるようです。本書でもこれまで確かにそのような例をいくつか挙げていますが，ここで注意すべき点をいくつか述べていきます。

　特殊な例として，幼少時や児童期のトラウマが家庭外（例えば預けられた親戚の家，学校の部活動など）で起きており，当人はそのことを家族にも誰にも話せない状況が続いていた，というケースもあります。こうした場合を除き，その多くは幼少時に圧倒的に長い時間を過ごしたはずの家庭

で，ある種のトラウマ的な体験が起こり，それについて話したり，理解してもらえなかったりしたという状況が長期間続いていたと思われます。そこには長期にわたる家族の物理的・心理的な不在（両親が仕事やその他の事情で家を空けることが多い生活，あるいは，親や他の家族の身体疾患や精神的な病による当人への心理的ケアの欠如，など）も含まれます。ただしおそらく一番の大きな要因は，子どもが不安や不快，時には恐怖を体験していても，それを表現することを両親から直接的，間接的に止められていたという状況でしょう。子どもは自身が辛い感情を訴えたときに，親がそれを受け止めることができずに不安定な状態に陥ると，極めて敏感に察知するものです。自分が話したり伝えたりした内容が，親を悲しませたり憤らせたりするものだという認識を持つと，次に同じ行動を取ることを^{ためら}躊躇います。それが何度か繰り返されれば，次第に自身の感情を押し殺し，相手にそれを見せないやり方を身につけるようになります。親が気づかないうちに，心の中の負の感情体験を押し隠すようになるのです。こうした行動を取るようになった子どもの解離傾向が生まれつき強いと，成育の過程で隠した心の一部が独立し，やがてそれが交代人格となり，主たる人格が表現できない感情を担うようになっていくと考えられます。

　このようなプロセスが，親の側からはどのように見えるのでしょうか？場合によっては，子どもがごく自然に自分の意向やしつけの方針に従って育っているのだと信じ込んでしまう危険性があります。私たちはとかく自分を正当化しがちです。昨今報道されている虐待の事例からもうかがえますが，親の多くは子どもに対するしつけのつもりで，体罰や精神的な圧力を与えるのです。子どもが自己主張しなくなることで，自らの教育方針が正しいという確信を親が強めるとしたら，これほど不幸なことはありません。そして実はこれこそが，支配―被支配の関係が成立し，解離性障害が発展するひとつの典型的なパターンなのです。

　子どもに対する虐待や暴力を行った事実を認めない原因のひとつとして，例えば飲酒の影響が挙げられます。酩酊状態では，時に起きたことを

後に想起できないブラックアウトが生じ，その出来事をある程度思い出した場合にも，自らの取った行動への認識が歪曲されたり過小評価されたりします。飲酒の上での暴力は，相手に与えた影響が低く見立てられる傾向にあります。このほかにも，宗教上の理由などから体罰が正当化されている場合は，親がそれらの行為を虐待や暴力と認識していないこともあります。スポーツや芸術の領域で厳しいトレーニングを子どもに課する過程で，しばしば暴言や体罰が伴うのも，また同じことです。それを受ける子どもの側も「できない自分が悪い」という罪悪感を抱くために，虐待や暴力の存在そのものが，それを行う側と受ける側の双方に自覚されない事態が発生します。いずれの場合も，さまざまな理由から加害者側の認識が歪んでしまうために起こると言えます。

　子どものトラウマの体験は，暴力や攻撃がその子ども本人に直接向けられていない場合でも生じます。感情的な言い合いや大声での暴言，激しい暴力行為などが伴う両親の間の諍いは，そのひとつの例です。両親はお互いの間での争い事なので，子どもを巻き込んではいないと考えているかもしれませんが，それを目の当たりにしている子ども自身にとっても深刻なトラウマとなりえます。さらには夫婦喧嘩の後に，それぞれの親から異なる，あるいは正反対の訴えを聞かされ，同時にそれを秘密にするよう強いられるという状況は，解離性障害を生じやすい危険をはらんでいます。

　これは家族のうちの一人が虐待の対象になっているケースでも同様です。母親やきょうだいが父親の虐待の対象になっている場合，子どもは虐待を受けている人物に同一化し，あたかも自分がそうされているような体験を持つことがあります。これも一種の解離的な体験であり，当人がそのような状態にあることを他の家族は認識しにくいでしょう。解離が生じているという自覚が十分でないために，本人からは特別な訴えがないことも，その深刻さが認識されずに繰り返されてしまう要因のひとつです。

　当人に解離性障害という診断が下った後も，こうして家族がその問題に無自覚なまま，患者さんを虐待し続けることがあります。患者さんが未成

年であるなど，原家族のもとにとどまらざるを得ない場合，治療者は家族
とも信頼関係を形成するために，家族の意向を確かめながら，家族および
本人の理解を得られるよう工夫を重ねる必要があります。

　家族がこの障害を受け入れるには，自分たちの行為が患者さんにとって
トラウマ体験となった可能性を認めざるを得ないため，よりいっそうの困
難が伴います。現在では家庭内での虐待が広く論じられ，解離の病理との
関連が知られるようになったこともあり，家族は身内に解離性障害の人が
いることを受け入れるのに抵抗を抱きやすいようです。解離の症状を持つ
子どもの両親は自分たちの子育てを否定されたと感じて，困惑，自責，憤
りなどを覚え，「我が子にとってよかれと思い」「しつけのために」「懸命
に」子育てをしてきた，と主張するかもしれません。

　治療者はこのような家族の訴えを否定せず，できるだけ中立的な態度で
耳を傾けます。家族状況や親子関係で生じるトラウマに，単純な加害—被
害関係を見ることは慎重にすべきだからです。患者さん自身もまた，必ず
しも自らの置かれた状況を虐待とは結びつけて考えてはいないものです。

　第2章で述べたような親子関係のトラウマについて，家族にも同様の理
解が得られれば理想的ですが，親であるその人にとって，それまでの生き
方を否定されかねない考えを受け入れることには，相当な困難が伴うもの
です。それを求めるよりは，加害的状況を作り出している家族と物理的に
距離を取り，患者さんが自分について客観的に考えられるような環境を整
えることも，別の解決策として有効です。

　診断が明らかになった時点において，患者さんと家族を引き離すべきか
どうかの判断は極めて難しい課題です。はじめの段階では，家族に対する
解離の病理の説明や情報提供を心掛けるべきでしょう。患者さんの年齢や
精神的な自立度，家族を取り巻く現実やその心理状況などを総合的に見
て，いくつかの選択肢を双方に提示することもあります。患者さんが成人
している場合は，家族と付かず離れずの距離にとりあえず部屋を借りて住
む，という方法もあります。次はDIDの患者さんの親が体験する苦しみ

に関わる事例です。

◆娘のリオさん（30 代女性，一般職）が DID と診断されたことに動揺した母親

　リオさんは現在一般職に就きながら両親と同居しており，経済的には自立している女性です。しかし仕事中にしばしば起こる子ども返りのような解離症状のために，仕事を早退したり休んだりすることがあり，加えて数年前から中等度の抑うつ症状もみられました。リオさんには 2 年ほど付き合っている恋人がいましたが，互いに結婚を考えてはいませんでした。その恋人の前でも子どものようになり，突然攻撃的になることもあるため，彼がリオさんとの付き合いを続けることに躊躇していることも理由のひとつでした。

　リオさんは 20 代の初めに精神科を受診しましたが，明確な診断は下らず，抗うつ剤のみが処方されていました。30 代になり別の医療機関から解離性障害，特に DID の可能性があると指摘され，心理療法が始まりました。リオさんの母親は娘の治療に協力する気持ちでしたが，DID という新たな診断について調べるうちに，その原因の多くが家庭にあるという記載を見てショックを受けました。そしてリオさんの訴えに疑いを持ち，治療に通うことにも批判的な態度を取るようになりました。それを知った治療者は母親に会い，発症の原因は必ずしも家族だけにあるのではなく，複合的に形成されることを丁寧に説明しました。一度だけでなく何度も話し合いの機会を持ち，リオさんの回復のために家族の協力が不可欠であると伝えました。

　初めは頑なだったリオさんの母親も，治療者の熱心な態度に心を開き始めました。数カ月が経過した頃，母親は決意したように口を開き，自分はかつて娘に手を上げていたと涙を浮かべながら告白しました。治療者はその自責感を受け止めたうえで，母親という立場だからこそ，これからの関わりを通してリオさんの心の傷を修復することができる，と説

明しました。母親は治療者の助けを借りながら，リオさんの治療をサポートしていきたいという思いを言葉にしました。その後は母と娘が別々の治療者により面接を継続する形となり，並行して治療を続けることになりました。

3. パートナー（配偶者）および子どもとの関係

　患者さんが原家族から独立し配偶者やパートナーと共に生活している場合，事情はかなり異なります。パートナーが治療場面に付き添ったり，面接への同席を求めてきたりするときには，本人の治療にある程度協力する意思があると考えられます。なかには改善に向けて重要な役割を果たすキーパーソンとなることもあります。患者さん本人の承諾が得られれば，彼らにはできるだけ詳細な実態を知らせ，現実的な協力を求めるのがよいでしょう。特に原家族との間に入り，必要な連絡や調整に力を貸してもらえるのは心強いものです。

　患者さんに子どもがいる場合は，その影響について配偶者やパートナーと話し合うことも重要です。治療協力者としても家族の中心人物としても大きな負荷のかかりやすい彼らに対し，治療者はできるかぎりの心理的なケアを提供すべく心掛けたいものです。配偶者やパートナーだけでなく，患者さんの子どもなど，家族の心理的ケアを他の治療者に担当してもらい，ガイダンスや並行面接の場を設定することができればさらによいでしょう。

　以下はパートナーが出来たことで，潜在的にあった DID の症状が表面化し，治療につながった例のひとつです。

◆パートナーの協力により親との距離を取ることができたミワさん（20代女性，技術職）

　理系出身のミワさんは専門的な技能を買われ，現在の会社で技術職として働き始めました。ただし就職とともに一人暮らしを始めてからも，母親との極めて密接な関係が続いていました。ミワさんと母親は二人で旅行し，毎日長電話をするほどの親密さでした。ところが職場の男性と付き合うようになると，その恋人の前で，なぜかしばしば子ども返りするようになりました。

　二人の関係を知った母親は，相手がかなり年上であることを理由に強く反対し，仲を引き裂こうとしました。恋人と母親との間で板挟みになったミワさんは感情的に不安定になり，頻繁な人格交代が起こるようになりました。母親に対する深刻な恐怖症に陥り，母親からの手紙やメールを受け取るたびに戦き，重篤なフラッシュバック様の症状を示しました。

　その後始まった心理面接で明らかになったのは，ミワさんが長い間母親からの精神的な支配を受け，いわば母親に向けた仮面のような人格を形成していたという事実でした。恋人が出来たことにより，母親を恐れ耐えていた部分が解放され，子ども人格が出現したのです。恋人の前では子ども返りの症状が起こる一方で，仕事にはより集中して打ち込むことができるようになっていました。

　そのことを知った恋人は母親に対して事情を説明し，しばらくミワさんとの連絡を控えるように申し入れました。治療者からも同様の説得があり，母親は状況を理解し，これを受け入れました。長い治療経過を経た後，ミワさんは結婚し，数年後に子どもを出産しました。夫は子煩悩で育児を積極的に手伝い，ミワさんは精神的に安定した生活を送ることができるようになりました。

4. 症状悪化の家族背景を理解する

　解離性障害の症状は，通常は安全で安定した人間関係や環境に置かれる
と徐々に和らいでいく傾向にあります。しかしその経過には波がありま
す。それまでは順調に回復していた患者さんが急に調子を崩したり，フラ
ッシュバックが頻発したりすることもあり，その原因を特定することが難
しい場合も少なくありません。

　フラッシュバックや人格交代などの症状を引き起こすきっかけとして，
トラウマ記憶の想起を誘発するような状況があります。患者さん本人だけ
でなく，家族もその背景について知り，危険な記憶の想起をできるだけ避
けるようにすることは有効です。例えば海で溺れたことのある患者さんが
水辺に近づくとフラッシュバックを起こす場合に，なるべくそうした場所
に近づかないようにするのは，とりあえずの対処法として役立ちます。た
だしそのためには，何が症状悪化を引き起こしているか，見立てることが
必要です。

　別の例を挙げてみましょう。家族で一緒に見ていたドラマのあるシーン
がきっかけで，患者さんが発作を起こすようなことがあります。何度か同
じことが繰り返されるときには，その場面における何らかの要素が，特定
のトラウマ記憶を呼び起こしていると考えられます。このような唐突な症
状の悪化は，DID の患者さんが日常生活を営むうえである程度必然的に
起こることですが，家族はこうしたトラウマ記憶の想起につながる事象に
ついて，気づきやすい立場にあります。また家族が引き起こす状況そのも
のが，まさにそのトリガーになっている場合もあります。患者さん本人が
それを自覚していないときには，家族の果たす役割はより重要です。問題
の事象が何かを知ることが患者さんの症状を深く理解するうえで役立つば
かりか，その状況を回避するためにどうすべきかの鍵を家族自身が握って
いるケースもあるからです。

　次に述べるのは，家族との関係性の在り方が患者さんの状態に直接的に関わっていた事例です。

◆配偶者の暴言により状態の悪化したチドリさん（30代女性，主婦）

　解離性障害のチドリさんはDVを繰り返す夫から逃げる生活を続けていました。夫が暴力を振るうと意識を失うこともあり，家を飛び出して記憶をなくすこともありました。ある時古い知り合いの男性（テツオさん，40代男性）と偶然再会し，そのことを打ち明けました。テツオさんは親身になって力を貸してくれたため，チドリさんは夫と離婚し，小学生の息子と共にテツオさんと暮らし始めました。テツオさんは暴力を振るうことなく，チドリさんの症状を理解し，息子との関係も良好でした。チドリさんの意識喪失や遁走のエピソードは格段に少なくなり，籍を入れる頃には二人の間に子どもが生まれました。

　ところがその頃から，テツオさんは荒れるようになりました。もともと上司との関係が悪く，転職先の給料が大幅に下がったせいもあり，残業が増えて精神的な余裕がなくなってきたこともありました。家では口を利かなくなり，時には暴言を吐くようになりました。夫婦関係が悪くなり，家庭内には緊張感が漂い，子どもたちも不安定になりました。チドリさんの解離症状は再び悪化し，何度も倒れるようになり，遁走が再燃しました。

　チドリさんは，前夫との離婚前からテツオさんとの再婚後まで，長く治療を担当している治療者と話し合いました。暴言や暴力をやめられない前夫との関係を，テツオさんとも繰り返していることにチドリさんは気づきました。治療者からの助言もあり，この反復が過去のチドリさんの原家族との間でも起きていたことを理解しました。チドリさんもまた長男である息子と同様に，父親から母親に対するDVを見て育ってきたのです。このような悪しき世代間伝達を断ち切りたいと，チドリさんは

固く決意しました。テツオさんにもそれを伝え，生活の立て直しに向けて努力を重ねました。年月をかけてこの課題に取り組むことで，チドリさんの状態は少しずつ改善していきました。

5. 日常生活における治療のキーパーソン

　治療者は患者さんの生活する家庭の内外に，彼らの症状の改善を促進する役割を果たす人物の存在に気づくことがあります。その人は親やきょうだいかもしれませんし，学校の先生かもしれません。恋人や配偶者，職場の上司や同僚のこともあります。これらの人々は患者さんの行動を間近に見る機会があり，しばしばその異変にいち早く気づきます。専門家に会うことを患者さんに勧め，実際に医療機関や相談機関に付き添い，自らも治療的な対応を取り，状況の改善のために手助けしようと行動します。また患者さんの気持ちを代弁して第三者に伝えるなど，治療の協力者としてさまざまな立場から支援を行います。

　もちろんこのような人が患者さんの周囲に見つからないこともあるでしょう。しかし運よくそうした人に恵まれていたら，その人は実質的な治療の協力者として，治療を進めるうえでのキーパーソンとなります。その存在は患者さんの孤独感や疎外感を和らげ，他者への信頼を回復させるきっかけにもなります。特に重要なのは，これらのキーパーソンによって，患者さんが幼い頃に持てなかった適切な対人関係のやり直しを体験している可能性があるということです。患者さんの多くはキーパーソンに対し，自分の理想の親の姿を重ねて，期待したり助けを求めたりするため，親代わりのような存在となっていく傾向があります。これを受けてキーパーソンの多くは，まるで親や保護者のような気持ちになり，患者さんを愛おしく思ったり，世話をすることに生きがいを感じたりすることもあります。キーパーソンを引き受ける人の中に，他者をケアしたい欲求が潜んでいるこ

ともあれば，もともとケアテイカーの素質を持った人が，患者さんとの出会いでその機能を引き出されることもあります。それが患者さんのニーズと一致した結果，強い絆が形成されていくのです。

　このようなキーパーソンは，治療への送り迎え，薬の管理，原家族との関係の調整など，さまざまな局面で治療を支援することが多いものです。ただし治療者はこうしたキーパーソンに何もかも任せてしまうのではなく，彼らの抱える負担に配慮しながら，キーパーソンと患者さんとの関わりをよく理解したうえで，より適切な助言を行う必要があります。

　例えば患者さんが彼らを頼りにするなかで，愛着と依存欲求が高まり，長年ため込んでいたフラストレーションや負の感情が爆発し，キーパーソンに向かい始めることもあります。この時には，しばしば怒りや不満を抱えた交代人格が現れます。彼らは際限なくさまざまな要求をし続けることが多く，キーパーソンとなる人物は疲弊し，追い詰められてしまいます。この局面では，キーパーソンに対する直接的な援助が必要です。

　治療者がこのような事態に気づいた際には，キーパーソンに対し，患者さんの要求に応え続けるのではなく，自らの限界を示し，その人が提供できる支援の内容を整理して伝えるよう助言します。患者さんの要求をどこまでも満たそうとする姿勢は，かつてその人が親密な他者との間で繰り返してきた服従的態度の再現であり，彼らの苦しみを追体験させられている状況であって，それを繰り返すことはお互いのためにならないのです。よってここでは，支配—服従の関係性に留まり続けようとする患者さんの心性を，健全なものに変えていくことが重要です。キーパーソンと患者さんがそれについて話し合うために，治療者は時に両者の間に入り，調整する役割を担います。患者さんは対人関係において，互いに提供し与え合うことで満足を得るという対等な関係の経験が少ないため，それを学び直す機会となります。キーパーソンと健全な関係を持てることは，患者さんの対人関係に本質的な変化をもたらすもので，治療目標の大きな柱のひとつでもあります。下記は家族がキーパーソンとなった事例です。

◆ノバラさん（20 代女性，主婦）とミツグさん（30 代男性，自営業）

　ノバラさんは大学生の半ばになるまで異性との付き合いがありません
でしたが，ネットでの交流をきっかけにして社会人のミツグさんと交際
を始めました。初め問題は起こりませんでしたが，そのうちノバラさん
は，彼と過ごす時に限って頻繁に記憶を失うようになりました。ノバラ
さんが我に返ると，ミツグさんが不思議そうな目でこちらを見ている，
という事態が起こるのです。記憶のない時のノバラさんは，小さい子ど
ものように泣いたり笑ったりしたかと思うと，人が変わったような冷静
さで厳しい意見を言うなど，まるで別人になったかのようでした。

　その傾向は徐々に深刻になりましたが，ミツグさんは結婚することで
ノバラさんが落ち着くのではないかと考え，彼女の大学卒業と同時にそ
れを実現しました。しかしノバラさんの人格状態の変化はさらに顕著に
なり，夫からひと時も離れることができない状態になりました。特に朝
ミツグさんが出勤のために家を出るときには，決まってノバラさんは小
さい子どもの状態になり，夫に取りすがるようになりました。

　いろいろと調べた結果，解離性障害が当てはまるのではないかと思
い，ミツグさんは妻を説得し治療に連れていきました。治療開始当初は
夫婦同席で面接を行い，治療者はノバラさんの心理状態をミツグさんに
説明し，接し方について助言しました。また夫が仕事に行くときには，
ノバラさんが落ち着いて過ごせるように薬物を調整することで，ミツグ
さんは職場に遅刻せずに通えるようになりました。

　夫であるミツグさんとの関係が安定してくると，やがてノバラさんは
自身のトラウマ体験について，治療者に話せるようになりました。これ
までノバラさんは，それを誰にも打ち明けられないできたことがわかり
ました。

6.　トラウマ的環境に身を置かざるを得ない事態

　解離性障害の患者さんの成育環境では，親の側に虐待をしているという
認識がないまま，子どもにとってはトラウマ的な出来事が頻繁に起きてい
ることが多いものです。さらに子ども自身もそれがトラウマ体験であると
感じる部分が解離されているために，全く自覚できないでいるという事態
がかなりの頻度で起こります。

　ひとつの例として，家族が日常的に患者さんを否定し価値下げする状況
にあったとします。患者さんはそれに合わせた自己認識，例えば「自分は
だめな人間だ」という考えを持ち，そのことを疑問に思わないまま，治療
が始まります。そこで治療者がその患者さんの長所について述べ，自己肯
定感を高めるような関わりを持つと，患者さんが混乱に陥ってしまうこと
があります。患者さんの多くは目の前の人の思い描く自分に同一化しよう
とする特性を持つために，自分を「だめな人間」と規定してきた状況との
矛盾が起こり，自己イメージの混乱が生じるのです。時にはそれが症状の
悪化につながることもあります。よって患者さんへの励ましや叱咤激励な
ど，治療者や周囲がよかれと思って取る行動が，患者さんの不安を高め，
罪悪感を深める危険もあることを覚えておくとよいでしょう。

　治療ではこうした「だめな人間」という自己イメージが，原家族と共に
暮らす状況で，いつどのように形成されてきたかについて話し合うことが
重要です。その際には，誰が加害者で誰が被害者であったかという考えを
いったん棚上げにし，まずはこうした自己像が，患者さん自身の生活や対
人関係にどのような影響を与えているのかを見直します。可能であれば原
家族の協力を得て，過去に生じていたと推測されるコミュニケーションの
行き違いや誤解を取り除き，関係の立て直しを行います。患者さんと家族
のそれぞれに対し，別担当者による並行治療を準備できればなお望ましい
でしょう。時には患者さんの負担に関与している家族と本人の同席面接を

設定し，家族療法的な介入や対応を行うことも効果的です。

　ただしあらゆる方法を駆使しても現状が改善せず，家族といることが望ましくないと思われる場合があることも事実です。人は簡単には変わりませんし，家族の間で長年培ったものが，一朝一夕に変わることを期待するのは現実的ではありません。そこで患者さんが原家族から離れて安全な環境に身を置くこともまた，真剣に検討されなくてはなりません。患者さんにとって最も望ましい環境を考え，それを実現するためにも，治療者は家族の協力を最大限得られるよう心を尽くしたいものです。最後にご紹介するのは，家族との面接を取り入れることで，家族そのものが変化していったケースです。解離性障害の治療過程では，時に家族全体を視野に入れることで，大きく進展することがあります。

◆家族と対立するリョウスケさん（40 代男性，会社経営）

　解離症状を主訴に治療を受けているリョウスケさんは，「悩みを人に話すのは心の弱い人間のすることだ」と家族から言われてきました。その影響で胸の内の辛さを誰かに打ち明けたことはなく，面接で治療者に話をするたびに混乱と罪悪感から苦しさが募り，その場で何度も解離を起こしていました。このことに気づいた治療者は，リョウスケさんが現在の辛い気持ちを第三者に話せるようになることの必要性を，時間をかけて家族に説明しました。リョウスケさん本人にも同様の理解を伝え，これまでの家族の在り方について，共に振り返りました。

　家族は治療者の意見になかなか耳を傾けようとはしませんでしたが，リョウスケさんは自分だけでなく，家族も苦しい生き方を選んできたと思うようになりました。彼らもまた低い自己イメージを持ち，それを見ないようにするために，リョウスケさんをことさらに価値下げしていたのです。間もなくリョウスケさんは自分自身を変えたいと願うようになり，家族に対する批判的な言動が増えていきました。家族はそれに慎

り，特にリョウスケさんと両親との間には激しい対立が起こりました。

　治療者は両親の希望を受け，家族面接を行いました。リョウスケさん
と両親は，面接の場でこれまで口にしたことのなかった本音をぶつけ合
いました。リョウスケさんは両親に「これからは自分らしく生きたい」
と，強く訴えかけました。何回かのセッションの後，両親はこれまでの
自分たちの考えが偏っていたことを，少しずつですが受け入れるように
なってきました。

　リョウスケさんの治療は家族面接と並行する形で続けられ，両親に怒
りや不満を吐き出せるようになりました。家族とはまだ完全に理解し合
えているとは言えませんが，自分の真の感情を受け入れることができた
ために，リョウスケさんの解離症状は落ち着いていきました。

第5章　自傷行為と解離

1．自傷行為の不思議──「先生，私の左足を切断してください！」

　自分の体を傷つけたいと思ったことはありますか。多くの人は自分の体を意図的に傷つけることなどありえない，と思うのではないでしょうか。想像するだけで，「怖い！」「痛そう……」と顔をしかめる方もいるでしょう。けれども人間の心と体は連結していることを忘れてはなりません。通常私たちの心は，体をかばい守ろうとしていますが，さまざまな理由から両者の関係が崩れると，自分の体を傷つけたいという願望が生じることがあるのです。

　「身体完全同一性障害（body integrity identity disorder）」と呼ばれる不思議な病気があります。この病気の患者さんは，自らの体の一部に幼少期から違和感や不快感を抱き，その部分を切断したいという願望に強迫的に支配され続けます。機能的にも外見上もなんの問題もないにもかかわらず，“あるべきではない部位が備わっている”と感じるのです。特に四肢の切断願望を持つ人が多いとされますが，強い違和感があるからといって，健康な足を切断しようとする医師はいません。そのため，こうした苦痛に耐えられなくなった患者さんの中には，足をドライアイスに長時間浸して壊死を引き起こし自ら切断するという危険な行為に及ぶ人も現れます。四肢の切断願望だけでなく，視力を失うことを幼い頃から希求し，排

水管クリーナーを自らの目に流し込むことによってその願望を達成する人もいます*1。健康な体を傷つけることなど想像のつかない多くの人からすれば、にわかには信じがたい病気です。この病気を、右頭頂葉（みぎとうちょうよう）の機能不全による神経疾患として説明する研究もあれば（McGeoch, Brang, & Song, et al., 2011）、より心理学的な面から説明する研究もあり（First, 2005）、今でも原因ははっきりとわかってはいません。「他人の手症候群（alien-hand syndrome）」などと同様、実際の身体部位と脳内の身体地図とのずれや接続の欠陥などに起因するという考えもあります。いずれにせよ、自分を傷つけることが不快な状況を改善させる、もっと言えば、ある種の快感を生んでいる、そのためにその衝動を止められない、という現実があります。

　また、虚偽性障害として位置づけられるミュンヒハウゼン症候群でも自傷はみられます。自分の点滴液の中に汚物を混ぜて感染症を引き起こす、刃物で皮膚を傷つける、針を飲み込むといったさまざまな行為が報告されていますが、その動機や人の注意を引きたいという欲求の大半は無意識です。

　身体完全同一性障害やミュンヒハウゼン症候群に伴う症状は狭義には自傷行為と言えません。しかし、人は一般に痛みや不快を回避するものと考えられるなか、自ら身体を傷つけ、本人でさえもその行動の意味を明確に説明できず、周囲が混乱に陥る点などは、狭義の自傷と共通します。おそらく、そうすることが快感になってしまう何かがあるのでしょう。そのあたりは現在の精神医学にとって、いまだ多くの謎であるところです。

　解離性障害においても自傷行為は頻繁に認められます。そこで本章では、まず自傷行為に関する理解を深め、解離に特徴的な自傷行為について考察していきたいと思います。

---

*1　https://www.mirror.co.uk/news/real-life-stories/i-blinded-myself-drain-cleaner-7568340　より。

2.　自傷を見立てる──解離性か非解離性か

　以前は自傷を境界性パーソナリティ障害（BPD）の一症状として捉え，どちらかというと対人操作性の高い（自分にとって利する方向に他者を動かそうとする）行為として理解することが一般的でした。つまり自分を傷つけることそのものよりは，その結果として周囲を巻き込むことが目的となっているという理解です。この考え方によれば，自傷それ自体は苦痛を及ぼすものの，他者を動かすことに苦痛を超える喜びがあったり，不安が軽減されたりするという理解が前提だったわけです。

　しかし，近年は自傷行為への関心も高まり，自傷は必ずしも操作的な行動化ではないということが共通の認識となりました。摂食障害や自傷行為に関する研究・臨床で有名なレベンクロンは，その著書『CUTTING』の中で，自傷を「非解離性」と「解離性」に分類し，自傷と解離の関係について論じています。レベンクロンによれば「非解離性」の自傷は，他者に対する感情と深く関係して起こり，目的は痛みを得ることにあり，全体的な健康度は高いとされる一方，「解離性」の自傷は，自己完結的で，目的は感覚麻痺にあり，より重篤であるとされています（Levenkron, 1998 森川訳, 2005）。二つのタイプの自傷が，どのように異なるかを次に見ていきたいと思います。

非解離性の自傷

　まず，短い症例を提示しましょう。

◆思わず道路に飛び出してしまったマナさん（10代女性，大学生）

　マナさんには同じサークルに所属するボーイフレンドがいました。さ

わやかな彼とかわいらしいマナさんは誰の目にもお似合いに見え，楽しい時間を過ごしていました。しかし，徐々に彼が就職活動などで多忙になり，会えないことが増えていくと，マナさんはしばしば不安定な気持ちに陥るようになりました。彼にはマナさんとの交際をやめるつもりは全くなかったので，「忙しさが一段落すれば，ゆっくりまた一緒に過ごすことができるよ」といつも伝えていました。しかし，彼がどんな言葉をかけてくれても，会えないことが続くと，マナさんの頭の中には，「彼にとって自分は大事じゃないんだ」「いや，こんなことを思う自分が悪い」「死んで全てを終わらせたい」といった考えが次から次へと浮かんできました。それは彼とのデートの最中に生じることもあり，マナさんは彼の制止を振り切って車が往来する道路に飛び出してしまったこともありました。また部屋を訪れた彼が，リストカットをして血を流しているマナさんを発見することも何度かありました。コントロールできない自分の行動や気持ちに彼女自身が驚き，非常に苦痛を感じているようでした。

マナさんの自傷は「見捨てられ不安」が刺激される場面で，彼を巻き込みながら生じていました。そのためマナさんの自分自身を傷つけるような行為を目の当たりにした彼は，心配でそばを離れられなくなりました。結果的に，マナさんの自傷行為によって彼と過ごす時間が増え，その意味ではいわゆる「二次利得（病気や症状によって得られる利益）」があったとも言えるでしょう。面接を重ねていくうちに，マナさんのこうした振る舞いには，人との関係性で安心感を保つことが難しいようなさまざまな背景があることがわかってきました。

このケースのように，他者の感情と深く関係して起こるという側面を持つのが非解離性の自傷の特徴と言えます。いわゆるアクティングアウト（行動化）と呼ばれる行為も，そのようなタイプのものを指すと考えていいでしょう。また，このタイプの自傷では痛みを伴うことが多いとされて

います。それゆえ自己処罰的な意味合いを持つ場合もあります。さらに，このエピソードを本人も記憶しているという点も解離性の自傷とは異なる特徴です。最初にこのような非解離性の例を挙げたのは，自傷行為のひとつのパターンをこれが示しているからではありますが，多くの自傷行為がこの種の逸脱行動，行動化であると言っているわけではありません。決してそうではないことをあわせて強調しておきます。

解離性の自傷

ここでも，まず症例を提示しましょう。

◆校内で手首を切ったエリさん（10代女性，高校生）

　エリさんはおとなしく真面目な高校生の女の子でした。いつもと同じ静かな授業が行われていた最中のこと。エリさんが，突然，教室を飛び出しました。最初はトイレかと思いそのまま授業は続けられましたが，一向にエリさんは戻ってきませんでした。心配した教職員全員で校内を捜索し，ほどなくして，普段は誰も立ち寄らない階段で，手首から血を流して座り込んでいるエリさんが発見されました。傍らの小窓のガラスが割られており，その破片で手首を切ったようでした。発見した教員がエリさんに声をかけ，事情を尋ねましたが，エリさんは授業を受けていたことは記憶していたものの，教室を飛び出したことは覚えておらず，なぜここに自分がいて傷を負っているのか全く説明ができない状態でした。

　エリさんはどちらかというと感情表現に控えめなところがあり，大勢で過ごすよりは，一人遊びや読書を好みました。また幼い頃から継続して「想像上の友達」を持ち，解離傾向の強い少女でもありました。エリさん

に話を聞いていくと，以前にも記憶のないまま教室をふらっと飛び出すことがあったようでしたが，しばらくすると我に返り，自ら教室に戻っていたので，大きな問題になることはありませんでした。ただ，一度，上履きのまま学校の外に出ていく姿を目撃され，友達にからかわれたこともあったと言います。

　エリさんはこの校内での自傷行為のエピソード後，突然ベランダから飛び降りようとしたり，大量の薬物を摂取したり，といった深刻な自傷を繰り返すようになりました。何が引き金になるのか明瞭でないことも多く，たいていそれは密やかに実行されました。事後に傷跡を見て心を痛める家族とは対照的に，本人は傷そのものの痛みをあまり感じてはいませんでした。クリニックを受診し解離性障害の診断を受け，面接を開始したところ，過去および現在の記憶の曖昧さから，いくつかの人格の存在も判明しました。

　このケースにみられるように，解離性自傷の大きな特徴として，痛覚を伴いにくいこと，また明確な記憶を持たず，行為の主体者という意識が希薄であることが挙げられます。

非解離性と解離性──共通する「自尊心の低さ」

　一般に解離性自傷のほうが非解離性自傷より習慣化しやすく，方法も徐々にエスカレートしていき，全体的な健康度は低いとされています。しかし実際の臨床場面では，非解離性か解離性か，と明確に二分できないことも少なくありません。他人の注意を引き留めるための非解離性の自傷行為であっても，それがさらに深刻な自傷につながる場合には，あまり健康度が高いとは言えないでしょう。逆に解離性であっても，それが思春期に一時的に現れるものならば，それほど深刻なものとして捉える必要は必ずしもありません。

　また非解離性と解離性では，その行為が影響するところに他者を想定し

ているか否かという違いがあります。非解離性の自傷では，例えば「見捨てられ不安を刺激されて」と表現されるように，意識されているか否かは別として他者があってその行為が実行されることが一般的です。他方，解離性の自傷では，他者の存在そのものが想定されていないように見えます。それは解離性障害の発症経緯や，病態のあり様からも理解できることでしょう。

　いずれのタイプの自傷であっても，根底に自尊心，自己価値の低さという問題があり，自傷によりバランスをとって生き残っている，個体としての死を免れているという側面があります。その点で自傷に救われているとも言えますが，自傷は苦痛に対する応急処置であり，根本的な問題を解決させることはありません。体を「切る」ことで，苦痛の体験，記憶を一時的に「切り」離すことはできても，生々しい苦痛の体験は心の奥底をさまよい続け，何かのきっかけで姿を現し，再びその人を圧倒します。さらに繰り返されることによって，自傷による苦痛の回避効果は薄れ，しばしばより深刻な結果をもたらす自傷にエスカレートしていくことも大きな問題でしょう。そのためにどこかで自傷を手放すことが必要であり，その土壌として，自尊心を育てるような他者との信頼関係が重要になってきます。この信頼関係の形成でも，解離性と非解離性，二つの自傷が最初に目指すところには少し違いがあります。非解離性の場合は，依存対象との安定した距離の持ち方が課題となる一方，より自己完結的な解離性の自傷では，「他者とつながる」ことが大きな課題になります。解離性自傷の患者さんの多くは，他者とつながろうとしていない，助けを求めていないように見えます。それは，それが期待できない環境が長く存在していたということもあるでしょう。治療者をはじめ患者さんを取り巻く周囲の人々は，解離性自傷の患者さんが置かれてきた環境や他者とつながることに対する強い不安を理解したうえで，諦めずにつながりを築いていこうとすることが必要だと思われます。

3. なぜ自傷をするのか

自傷と報酬系

　現代は多くの心理学的現象を脳科学の視点からも説明するようになってきています。ここでも脳内の「報酬系」という部分の働きから自傷を考えてみたいと思います。

　人間や動物において欲求が満たされたとき，あるいは満たされると予期されるときに興奮し，快感を生み出している神経系の仕組みを脳内報酬系といいます。この部分が興奮することでドーパミンという化学物質が分泌されますが，これは快感物質とも呼ばれています。人間や動物は，基本的にはこの報酬系によるドーパミンの分泌を最大の報酬とし，それを常に追い求めて行動するという性質を持っています。

　ちなみにこの報酬系は，1954年，オールズとミルナーという二人の若い研究者によって発見されました。彼らはラットの脳に電極を埋め込み，いくつかの実験を行っていましたが，脳のいろいろな部分を刺激し実験していくと，ある部分の刺激に対してラットは強く反応し，レバーを執拗に押すことがわかりました。空腹であろうとも，極度の疲労状況であろうとも，餌を食べたり休んだりすることなくラットはレバーを押し続けたそうです。その様子を見たオールズとミルナーは，この部位への刺激が快につながっているのではないか，と考えました。まさに快感中枢，報酬回路が発見された瞬間でした。

　この報酬系の発見以前は，人を突き動かしているのは，攻撃性や性的な欲望といった本能的なものであると考えられていました。そして精神分析的な考えからすると，それらは無意識レベルにしまわれていて，間接的に行動に表されるものとされていました。一方，行動主義を基盤とした心理学の観点からは，学習や行動の発達は罰の回避のみで説明できると考えら

れていました*2。さらに脳に関しては，どの部分を刺激しても不快しか
生じないとされていた時代でした。こうした状況の中，オールズとミルナ
ーの報酬系の発見は偶然の産物でしたが，この発見により人や動物は主と
して快感（報酬）を求めて行動するという，いわば単純すぎるほど単純な
原則の存在が明らかになったのです。

　この報酬系と自傷行為の関係について，岡野（2017）は，自傷行為が報
酬系を刺激し，自分の身を守るボタン（パニックボタン）になっていると
仮定し，それが成立するプロセスを次のように述べています。

　　「非常に大きな心のストレスを抱えている人が，髪をかきむしり，
　　たまたま頭を壁に打ち付ける。すると少しだけ楽になることに気が付
　　く。それまでは痛みという不快な刺激にしかならなかったはずのその
　　ような行為が，突然自分を救ってくれることを知るのだ。試しに腕を
　　カッターで傷つけてみると痛みを感じず，むしろ心地よさが生まれる
　　……。こうして普段は絶対押すべきではないボタン，と言うよりはそ
　　こに存在していなかったボタンが，緊急時用のパニックボタンとして
　　出現する。」（岡野，2017，p.164）。

　本来，脳の奥深くにある報酬系は，生活の中で喜びや楽しさを感じられ
るような行為に伴い刺激され，快感を生みます。報酬系を人工的に刺激す
るためには，その部位に直接作用するような物質（酒，たばこ，違法薬物
など）を摂取するか，あるいはオールズとミルナーによるラットの実験の
ように，そこに長い針を刺して電気刺激を与えるしかありません。ところ
が不思議なことに，極度のストレス下においては，通常は痛みを伴うはず
の行為（「頭を壁に打ちつける」など）が痛みを引き起こさず，報酬系に
直結する刺激となって作用する，という現象が起こります。この偶発的な

---

*2　http://alfre.dk/the-pleasure-center/　より

出来事から発見されたパニックボタンが，強いストレス状況のもとで繰り返し用いられるようになると，自傷行為が成立することになるのでしょう。本来，自傷は痛覚を刺激するわけですが，それがむしろ報酬系を刺激する方向に向かうという，一種の脳の配線障害が起きていると考えられますが，詳しい機序は不明です（岡野，2017）。

自傷の習慣化プロセス──内因性オピオイド

「ふり向いて見ると，ライオンは私にとびかかろうとしていた。ライオンは私の肩をつかみ，私もライオンも地面にたおれた。ライオンは，ものすごい唸り声をあげながら，ちょうどテリヤ犬が鼠をゆすぶるように，私をゆすぶった。私はこのような衝撃をうけて，二十日鼠が最初に猫につかまえられた時に感じさせられるかと思われるような麻痺した心持ちにさせられた。今どんなことが起こっているかはっきりわかっていながら，痛さも恐ろしさも感じない一種夢見るような心持にさせられたのだった。クロロフォームで局部麻酔をされている患者達がいうのに似た心持だった。彼らは手術されるのを見ていても，刃物の痛さを感じないのである。」（Livingstone, 1857/1905 菅原訳，1977, p.22）

これは，スコットランド出身の医師，宣教師であり，探検家として著名なリヴィングストン（1813-1873）による探検記の一節です。当時，彼が滞在していた村では，飼っていた牛が何度も野生のライオンに襲われるという問題に直面していました。村人たちは呪いをかけられていると信じ込んで，無抵抗でいたのですが，リヴィングストンは彼らを説得してライオン退治に乗り出します。そのライオンとの格闘の中で，彼はこのような大ケガを負ったわけですが，手記にあるように，その際，一切の痛みを感じなかったそうです。おそらく，これは脳内の報酬系に多く分泌する脳内麻

薬のひとつである，内因性オピオイドの鎮痛作用によるものであったので
しょう。

　自傷行為に痛みを伴わないのも，脳内に内因性オピオイド（麻薬関連物
質）が関連していると考えられています（岡野，2006）。オピオイドには
痛み刺激が脳に伝わるのを遮断するという働きがあり，またドーパミンの
レセプター（受容体）に作用して，快感を生む働きもあります。つまり深
刻なストレスや精神的苦痛を抱えた状況下の自傷では，生理面においては
ドーパミンやオピオイド分泌が，一方で心理面においては解離の機制が，
無感覚や麻痺状態を形成し，苦痛の軽減が図られる場合がある，というわ
けです。こうしたメカニズムによる自傷は，患者さん本人の精神的苦痛を
生み出す問題を根本的に解決しているわけではなく，患者さんの人生の文
脈から切り離された形で行為だけを学習し，処理しているにすぎません。
そのため，無自覚に繰り返されることになります。結果，自傷の鎮痛効果
や行為に対する恐怖感が薄れ，さらには一時的な快感も得られるという形
でエスカレートしていきやすいという問題があります。その点は，薬物依
存の患者さんが薬物に耐性ができ，いっそう強い快感刺激を求めて事態を
深刻化させてしまう経過に似ています。それゆえ自傷がより深刻な事態を
招くストッパーになっているとしても，その方法に頼り続けるのは望まし
くありません。安全と感じられる環境の中で，それまで切り離してきた耐
え難い苦痛や不安と向き合うことが，どこかでは必要です。

　なお基礎研究のレベルでは，報酬系の機能を調整する各種の新規遺伝子
が発見されているとのことです（廣中，2015）。今後はこれらの知見に基
づいて，自傷をコントロールする薬物が作られることもあるかもしれませ
ん。

4. トラウマと自傷

トラウマ記憶の影響

　解離性障害の患者さんは，トラウマを有していることが少なくありません。それらの記憶は，通常，人生における意味づけや情緒とは切り離された状態で封印されています。ところが何らかの刺激によりフラッシュバックが生じたとき，それが自傷につながることがあります。フラッシュバックはトラウマを体験したときの苦痛の再現であり，自傷はその心の痛みを癒やすための対処方法で，いわば自傷によって心に麻酔をかけているとも言えます。

◆図書館だけが癒やしの場だったカエデさん（10代女性，大学生）

　大学生のカエデさんは相談室に申し込みのメールを送りながらも，「話すのが苦手なので」としばらく迷った末，ようやく来所してくれました。主訴は「原因不明の意欲低下」です。長袖に隠された腕には無数の傷跡が見えました。主訴であった「意欲低下」の原因に関して，特に「思い当たることはない」「わからない」と答えるだけで，日常の様子は見えてきません。また成育歴の中で，例えば「幼い頃から友達づくりで苦労した」といった出来事が語られたとしても，その時の気持ちや体験を尋ねると，言葉に詰まり黙ってしまうか，「まぁ，もう，これは乗り越えたので大丈夫です」と他人事のように語るかのどちらかで，話を深めていくことの難しさを感じるセッションが続きました。しかし「話すのが苦手」と言うカエデさんが相談室を訪れてくれた思いを大事にし，カエデさんの在り様を尊重しつつ時間を重ねていくと，これまでどのような体験をしてきたのかが少しずつ見えてくるようになりました。

　両親は共働きで多忙な日々を送り，カエデさんは幼い頃から高齢の祖父母の家に預けられていたそうです。近所に友達はおらず，テレビも禁じられていたため，いわゆる子どもらしい遊びを経験せず，本を読んだり，絵を描いたりして多くの時間を一人で過ごしました。そのため，学校では同年代の仲間とどのように関わればよいかわからず，孤立し，いじめの対象になっていました。この頃から自傷も始まりました。一度，遠回しにいじめについて両親に話したことがあったようですが「その人たちと一生付き合っていくわけじゃないし，気にしなければいいのよ。人生ではこれからもっと大変なことがあるんだから，この程度のことで悩んでどうするの」と言われてしまい，それ以後，誰にも相談することはありませんでした。カエデさんは「学校は行くべき場所」と思っていたので，休むという選択肢を持たぬまま，図書室を唯一の逃げ場にしながら学校に通い続けました。

　そんなカエデさんの生活に大きな変化をもたらしたのが，大学進学です。地元を離れ，環境も人間関係も大きく変わり，「楽に息ができるようになった」と感じ，友達と呼べる存在も出来始めていました。にもかかわらず，なぜか次第に漠然とした不安を覚えるようになり，勉強に集中できなくなっていき，自傷の回数も増えていました。

学校生活の中で，耐え難い苦痛を感じながらも，逃げ場のない状況に身を置き続けたカエデさんは，心を麻痺させてその場をやり過ごすという方法を身につけていきました。その様子を，「嫌な気分を体験すると，頭の中に靄がかかったようになって，何かの底に沈んでいく感じがした。そうすると，さっきまで嫌だなと思っていたことが自分とは関係ないような感じがしてきて楽になった」とカエデさんは表現しました。最初の頃の「淡々とした」「他人事」の口調が，その名残であったようにも思います。治療関係が深まるなかでカエデさんはおぼろげな記憶を少しずつたどり，これまで体験してきた出来事が自分にもたらした意味を認識するようにな

りました。そして，最初は何がきっかけになっているのか全く自覚できな
かった自傷に関しても，大学入学後の新しい出会いが影響し，フラッシュ
バックが生じているらしいということがわかってきました。過去の友達関
係における苦しさや，それを誰にもわかってもらえなかった悲しさ，怒り
などの感情を，彼女がわずかでも自分のものとして語れるようになるには
かなりの時間を要しましたが，徐々に漠然とした不安を感じることは減
り，自傷も減っていきました。

　フラッシュバックに伴う自傷は，安心できる環境の中で，そのトラウマ
記憶にどのように向き合うかということが大事だと言えるでしょう。

自傷行為の象徴性

　自傷の方法にはさまざまなものがあります。一般によく知られるのは，
腕や手首を刃物で傷つける，いわゆる「カッティング」と呼ばれるもので
す。それ以外にも，壁に頭を打ちつけたり，タバコの火を自分の体に押し
つけてやけどを負わせたりするといった自傷もあります。どのような方法
を選択するかは個人によって異なりますが，その行為がある種の象徴性を
帯びているように思える場合が少なくありません。例えばカッティングに
より血を流すという行為では，それにより自分が生きている，「血の通っ
た人間」であることを確かめるという意味を持っていた，と話してくれた
患者さんがいました。また，"漂白剤を飲む"という自傷行為を繰り返し
ていた患者さんは，深刻な性被害を体験しており，自分の自傷について
「体の汚れを清めようとしていたのかもしれない」とのちに語っていまし
た。

　このように現実に起きた嫌な出来事を象徴化し，苦痛を乗り越えようと
するかのような自傷もみられます。そして，それが交代人格により行われ
る傾向にあるというのが解離性障害の特徴です。

◆自己破壊的な交代人格を持ったイズミさん（20 代女性，会社員）

　イズミさんは両親が幼い頃に離婚したため，ずっと母親と二人で暮ら
していました。母親はお嬢さん育ちで繊細な人だったので，イズミさん
はお母さんの手を煩わせてはいけないと思いながら，真面目ないい子と
して成長し，小学校を卒業すると"お嬢さん学校"として名高い私立の
中学校に進学しました。その頃何気なくアクセスしてみた出会い系サイ
トで，二回りほど年上の男性と知り合います。周囲にはいない"大人の
男性"で，「お父さんがいたら，こんな感じかな」と思いながら，友達
や進路のことなどを相談し，慕っていました。ところがある時イズミさ
んは，その人物からレイプをされてしまいます。彼女は母親にも友達に
もそのことは決して話せませんでした。自分だけが違う世界の人間にな
ったように感じ，またそれを誰かに見抜かれているのではないかと思い
込み，友達との関わりも減っていきました。

　そして，20 歳を過ぎた頃，イズミさんは自分の記憶にない買い物や
メール送信を見つけ，どうも自分の中には別の人格があるらしいと気づ
くようになりました。なかでも交代人格のハルミさんは，黒っぽい露出
の多い服装を好み，おとなしい装いの多いイズミさんとはかなりタイプ
が異なりました。ハルミさんは夜になると，繁華街に出て見知らぬ男性
と一晩限りの関係を繰り返していました。ある時，そうして出会ったら
しい男性にイズミさんが執拗につきまとわれるという出来事があり，困
ったイズミさんが治療を求めてやってきました。

　イズミさんは高い能力を持ちながらも，自信なさげで，弱々しい印象で
した。そうした自尊心の低さには，中学時代に体験したレイプ事件だけで
なく，自分が存在しなければ母親はもっと自由な人生を送れたのではない
か，という罪悪感も関係しているように思えました。またイズミさんは幼
い頃から「父親」が登場する童話や小説を好み，父という存在に強い憧れ

を持ってきたこともわかりました。しかしそれを母親に知られれば傷つけるに違いないと考え，父に対する思いは強く封印し，一切口にすることはありませんでした。面接ではレイプ事件のトラウマとその傷つきを大きくしたイズミさんの成育環境などが中心テーマとなりました。

　このように性的逸脱行動は自傷行為のひとつとみなされる場合があります。かつてレイプ被害に遭い，加害者に抵抗できないまま深い傷つきを体験したイズミさんでしたが，その交代人格は，自ら能動的に相手を性的に誘い，そこで主導権を握ることで，過去の苦痛の体験を乗り越えようとしているように見えました。そして「性的な逸脱を重ねることで，最初に受けた苦痛が薄まった」と話しました。また，繊細な母親を困らせてはいけないとさまざまな気持ちや欲求を封印してきたイズミさんは，「母親が決して望まないような行動を取ることで恨みを晴らすような気持ちがあったかもしれない」とのちに話してくれました。性被害に遭った後，例えば風俗店で働くようになったといった女性の中には，このようなトラウマ体験を能動的に克服しようとする意図が隠されている場合も少なくありません。

　ところで，一般に自傷行為は一人で完結するものですが，性的逸脱行動には他者の関与があります。すなわち，その行動が繰り返される背景には強い孤独感がある場合も少なくないように思います。性的なものを介在させないと人とつながることができないという不安もあるかもしれません。しかしそのような関係性の多くは刹那的であり，失望や見捨てられ体験へとつながります。その意味では性的逸脱行動を繰り返す人生は，生き方そのものが自傷的であるとも言えるでしょう。

　さまざまなトラウマに由来する複雑な思いを乗り越えるには，性的なものを介在させない穏やかな関係が重要です。関係の性愛化という反復強迫から逃れるためにも，できればお互いに性的関心の対象とならないような相手と安心できる関係を持てることが望ましいように思います。深くはない，たわいない話が救いになることも結構あるものです。そんな会話がで

きる関係を一つでも持つと，患者さんが落ち着いてこられることがあります。

黒幕人格の存在による自傷

　患者さんの交代人格の中には，攻撃性の高い，いわゆる「黒幕人格」が認められる場合があります。この「黒幕人格」については第6章であらためて取り上げますが，簡単に言えば「怒りや攻撃性を持ち，その姿はあまり認識されることがないものの，重大な状況で一時的に現れる人格状態」のことを指します。解離性同一性障害（DID）では，この「黒幕人格」が主人格をはじめとする自己の内部を攻撃する形で，自傷に至る場合があります。詳しくは第6章を参考にしていただき，ここでは黒幕人格による自傷の様相を簡単に紹介したいと思います。

◆黒幕人格を持ったヒカルさん（20代女性，大学生）

　ヒカルさんは思春期の頃から突然道路に飛び出したり，窓から飛び降りようとしたり，といった行動を繰り返していました。何がきっかけになるのかはあまりはっきりしないのですが，一度そのスイッチが入ってしまうと，小柄なヒカルさんからは想像もできないような力で危険な行為に及びます。そういうときには「自分の中から自分じゃない人の声が聞こえ，『死ね！死ね！』『切っちゃえ！』と耳元でささやかれるの」と，ヒカルさんは話しました。時には「殺せ！」という声も聞こえてきて，自分ばかりでなく，他の誰かを傷つけてしまうのではないかという恐怖や不安も抱えていました。そのためヒカルさんは，多くの薬を飲んで無理やり眠って過ごすような日々を送っていました。

　ヒカルさんの記憶の多くは曖昧で，治療はなかなか進展しませんでし

た。しかし，次第に，支配的な親のもとで自分の主張を通すことなく成長
してきたこと，そうした対人関係のあり様が，家族外の他者との間でも繰
り返されてきたことがわかってきました。ヒカルさんに自殺や自傷を迫る
交代人格（黒幕人格）と直接会うことはできませんでしたが，理不尽な環
境の下で成長してきたヒカルさんが当然感じてもよいはずの不満や怒り，
憎しみを引き受けていたのがこの交代人格であったようにも思われます。

解離に入るための自傷，解離から出るための自傷

自傷行為にはそれ以外にもさまざまな意味を伴う場合があります。

まず，患者さんが「切り始めると，急に記憶が飛んでしまう」と表現す
るような，解離状態に入ることを目的とした自傷があります。

また「ぼーっとしていて不快だから自傷をする」というような，解離症
状の中でも特に苦痛を感じる離人感から抜け出すことを目的とした自傷も
認められます。ちなみに，解離への対処で行われる自傷の代替行動とし
て，松本（2015）は，①両手で椅子の座面を思いきり押す（筋肉を用いて
現実感を取り戻す），②現在の日付と自分の年齢を思い出し，頭の中で自
分に言い聞かせる（トラウマ記憶による退行を防ぐ），③身近な人と握手
やハグをする（安心感を得る）といった対処法を勧めています。

筆者の一人（岡野）が米国で体験した例では，精神科病棟で自傷につな
がる解離から抜け出すために氷を手に握りしめるという方法を患者さんが
取っていました。いわゆる「グラウンディング」（五感を活用し「今，こ
こ」に注意を向けることで現実感を取り戻すこと）の一環と言えます。人
が自らに痛み刺激を与える方法の中で直接の侵襲が少なく，順応速度も非
常に遅いとされるのが皮膚の冷点の刺激というわけですが，もちろん凍傷
になるほどの刺激を与えるのは論外です。

解離性障害やトラウマ治療を専門とする治療者や患者さんたちから話を
聞くと，解離から抜け出したり，自傷の衝動を抑えたり，といった目的で

実にさまざまな方法が取られていることがわかります。これは言い換えれば全ての人に共通して有効な方法があるわけではないということでしょう。もう少し言えば，いろいろな方法を試したうえで自分にとって一番有効な方法を見つけるのがよいということかもしれません。

「有効な方法」を探索していくなかで，ひとつ気をつけなくてはならないのは，ある自傷のやり方を回避するために別の自傷の手段を選ぶことは本質的な解決にならない，ということです。より生産的な，あるいは自傷を伴わない活動に満足体験を得ることができるのであれば，おそらくそれが一番望ましい方法だと言えるでしょう。創造的な活動による快感，例えば絵を描いたり，音楽を聴いたり，運動をしたりという行為に伴う快感はそれらの代表的な例と言えます。もちろん快感の中で重要なのは，対人関係によるものです。自傷を回避するためにさまざまな方法を試した結果，「人から認められる」「話を聞いてもらえる」という体験が劇的に自傷の頻度を減らした，と伝えてくれる患者さんがいましたが，それを示していると言えます。

最後に解離性の自傷への対応について，いくつかポイントを整理しておきたいと思います。とはいえ，そこに正解があるわけではなく，実際には試行錯誤をしながら，ということになるでしょう。またその多くは非解離性の自傷への対応とも重なります。

5. 解離性の自傷への対応

2004 年に筆者の一人（岡野）が米国から帰国して一番に当惑したのは，日本の救急医療の場では，多くの場合，精神科の救急は扱わない，という不文律があることでした。自傷の傷跡を目にしたとき，もちろん出血多量ですぐにでも処置を必要とする場合は別でしょうが，自傷を「自己責任だ」「いちいち対応していたら癖になるだろう」などと言って取り合わな

いというケースが多少なりともみられます。それは精神疾患そのものに向けられた一種の偏見に根差しているのかもしれません。

　このように自傷行為への対応という点では，それを扱う医療者側にも更なる意識改革が必要です。そのことを心に留めつつ当事者の方やその家族への対応について考えたいと思います。

患者さん本人に対して

　これまで見てきたように，自傷は心理的，生理学的要因があって反復する傾向にあります。そのために「自傷行為をやめなさい」とやみくもに伝えたとしても，それが抑止力になることはなく，逆にさらなる自傷を引き起こす苦痛の源になるかもしれません。また「なぜ傷つけたの？」と訊ねることも，その原因や経緯，あるいは傷つけた時間さえも曖昧な解離性の自傷においては適切ではない場合があります。当人は「わからない」としか答えられず，それ以上問うことは患者さんを追い詰めるメッセージになりかねないからです。患者さんは他者との間で安心感を得た経験が少なく，また解離による記憶の混乱もあります。それゆえ自傷も含めて患者さんの行動を否定することから入るのは，避けなければなりません。

　以上のような配慮をしたうえで，自傷行為の前後に何が起きていたのかについて一緒に検討するのは，とても大事なことです。「その日は特に問題なく過ごしていました。ただ恋人と電話をしていて……。そこで何かの言葉を言われたんだと思います……。気づいたら自傷していました……」というように，患者さんはしばしば偶発的な出来事のエピソードを語ります。自傷はこうした出来事から発展することが多く，ある意味では防ぎようがありません。とはいえ，このようなときはできればその恋人にも協力してもらいながら，自傷のトリガーになった可能性があるのはどのような出来事か，何らかのキーワードがあるのか，などについて話し合うことは重要です。明確な解がすぐには得られなかったとしても，無視し，放置し

続ければ制御できないまま繰り返されてしまいます。

　DID の場合，実際に自傷に及んだ人格はなかなか臨床場面には現れず，その行為がどのような感情体験から生まれているかを探索しても話が深まらないことが少なくありません。ただし，表に現れていなかったとしても面接場面で語ってくれている人格の背後で，実際に自傷をした人格が話を聞いている場合もあります。何らかの苦痛，無力感，怒りがあって自傷につながっている可能性を伝え，それについて手助けしたいという意図を，眼前に現れている人格を通じて背後の人格に伝えるという意識も重要でしょう。

患者さんの家族や周囲の人々のために

　自傷を繰り返す患者さんの家族には，「病気がすぐには治らないのはわかるが，自傷行為だけでもなんとかやめさせたい」と訴える方がいます。痛々しい傷跡を目の当たりにし，そのような行為をなんとかやめさせられないかと考える気持ちは十分に理解できます。家族やパートナーの中には，自傷行為によって何か挑まれている，あるいは攻撃を向けられていると感じる方もいるでしょう。また時にはケアする側の自分たちが，いかに役に立たないか，無力かを突きつけられているような気持ちにもなります。このように患者さんの自傷により家族や周囲の人々が受けるストレスは相当なものです。一見冷静に対応しているように見えたとしても，血だまりや傷跡，過量服薬で倒れている姿を発見する家族は，そのたびにトラウマ状況にさらされているといっても過言ではありません。家族が見せる「冷静さ」にある種の感覚麻痺が生じていないかという視点を持ちつつ，支援を続けていくことが重要です。

　また，家族に対しより正確な情報を提供していくことも大切でしょう。例えば自傷行為そのものが有する鎮痛効果や，解離症状による知覚脱失を説明することで，「どうしてあんなに痛いことができるのか」という疑問

の一部は解消されるかもしれません。これまでに述べたとおり，自傷行為にはしばしば快感や安堵感が伴います。それだけに自傷をやめさせることは，一定の安定感を得られる体験を奪うことを意味しており，本人にとってはかなりの試練となります。

　治療に協力してくれる家族と治療者との間に，この事態に共に立ち向かう同志のような関係が築ければ，患者さんの回復のためのよりよい環境形成にもつながっていくのではないかと思います。

第6章　「黒幕さん」といかに関わるか

1．はじめに

　治療者として解離性同一性障害（DID）の患者さんと面接するというこ
とは，一人の患者さんが持ついくつもの交代人格に同時に出会うことを意
味します。交代人格の数や特徴は個人によってさまざまですが，共通の特
徴を持つ人格に出会うこともあります。例えば子どもの人格は，ほとんど
の DID の方にみられますし，異性の人格や，本人の過去の年齢の人格な
どにもよく出会います。患者さんの実年齢より年上の人格は少ないという
印象を持っていますが，これにも例外はあります。そのほかにも，犬や猫
などの動物の人格，「鬼」や「神」など象徴的な存在の人格，「喜び」や
「悲しみ」など感情的特性を担う人格と，非常に多彩です。そのなかで
も，ある意味では異色な，また治療や予後を考えるうえでは大きな鍵を握
っている人格がいます。筆者らはその人格を「黒幕人格」と呼び，治療で
の関わりを重視しています。臨床場面では，敬意を表して「黒幕さん」と
いう呼び方を使ったりもしています。なんとか彼らと良好な関わりを構築
し，治療の助けにしたいという願いをこめての愛称とも言えますが，基本
的に「黒幕さん」が治療者や主人格に友好的な姿勢を見せることは少な
く，その扱いにはかなりの工夫や慎重さが求められます。
　この「黒幕人格」や「黒幕さん」という表現について，ここで少し説明

しておきましょう。これまでの解離のテキストを読んでも，関連する記述を目にすることはあまりありません。いくつかの人格を併せ持っているDIDの人たちの存在が社会で十分に認識されていない以上，その言葉になじみがないのは自然なことかもしれませんが，解離を専門的に扱っている治療者の間でも，これまで特に論じられることはありませんでした。しかし，実際に治療の場でDIDの患者さんとの面接を進めていくと，私たちが「黒幕人格」や「黒幕さん」と呼んでいる人格が大きな存在感を放っていることが次第にわかってきます。

治療が進み，患者さんの状態が安定してきたと思える段階で，治療者は突然どん底に突き落とされるような体験を持つことがあります。ようやく人生の希望がかなえられ，なんとか頑張れそうだと嬉しそうに話していた患者さんが，その数日後に自殺未遂を起こすというような出来事が起こります。その時の記憶が全くなく，いったいどうしてそんなことをしたのだろうと面接室で困惑し，戸惑う患者さんを目の当たりにするのです。ここに「黒幕人格」が関与している場合が多くあります。

2. 黒幕人格の定義といくつかの特徴

「黒幕人格」という名前を付けていますが，何か特種な人格ということではありません。しかし，いくつかの特徴があることで，臨床的に大きな意味を持つ人格と言えます。

第一の特徴として，「怒りや攻撃性を持つ」ということが挙げられます。黒幕人格が表に出ると，他人に対して暴言を吐いたり，暴力を振るったり，物を壊したり，犯罪行為に及んだり，また自身に対しては深刻な自傷行為や自殺企図を起こしたりします。

第二の特徴としては，その正体がつかみにくく，ある意味で「匿名的である」ということです。治療者の前に現れるということは，めったにあり

ません。名前を持っていることも少ないです。

　第三の特徴は，彼らは重大な状況下において一時的に出現するだけであり，すぐに後方に引き下がってしまうということです。一時的に強烈な力を発揮し，周囲を圧倒して，あっという間に去っていきます。

　これらの三つの特徴を合わせて，黒幕人格は「怒りと攻撃性を持つものの，そうと認知されにくく，重大な状況に一時的に現れる人格状態」と言い表すことができます。

　黒幕人格のような存在については，専門家により記載がなされています。「構造的解離」（Ven der Hart, Nijenhuis, & Steele, 2006）は世界各国で翻訳されている解離理論ですが，この理論ではその人のパーソナリティの情動的な部分（emotional part of the personality，以下「EP」）という概念があり，黒幕人格はその一つであると考えられるでしょう。一般にDID は，人格の統合がうまくいかなくなる現象として理解されており，トラウマ的な出来事が起こると，人格は日常生活に適応するための「表面的に正常な部分」（apparently normal part of personality，以下「ANP」）と，防衛に特化した EP とに分かれてしまうと説明されています。ANPは日常生活を送るなかで出てくる人格たちであり，仕事をしたり，社会的な付き合いをしたりといった機能を担っています。それに対して，EP は強い感情の体験を担当します。つまり ANP の人格で過ごす日常において，怒り，不安，喜び，といった強い情動が体験されたときに，人格がEP のうちの一つにスイッチする事態が生じます。これらの EP は，かつて当人が危機的状況やトラウマに直面し，強烈な情動を引き起こされかけたときに，当人がそれに耐えられなくなり身代わりとなって出現した人格たちです。そのため似たような状況では同じことが生じるというわけです。黒幕人格はその中でも最も強い情動を担い，そのせいもあって最も内側に隠れている人格の一つと言えるでしょう。

　黒幕人格の定義を先の三つの主要な要素を持つものとし，以下で項目ごとに説明していきます。

怒りと攻撃性

　怒りと攻撃性は，黒幕人格のまさに核となる要素です。普段は穏やかな患者さんが，日常生活において突然激しい怒りを表出し，自傷行為に及んだが，本人にはその記憶がない，というエピソードを家族から聞くことがあります。これは黒幕人格が出現して一連の行動を起こしたということを暗示しています。それを聞いた治療者は，目の前の穏やかな患者さんと，その激しい行動との違いに驚きます。一方の患者さんは，それが自分の起こした行動であるという自覚はないことが多く，本人が聞いたらショックを受けるであろうという家族の配慮のもと，実際の行動について本人には伏せられていることもあります。ただし多くの患者さんは「自分の中に怪物がいるようだ」「自分の中の誰かが死のうとしている，私はきっと殺される」「どうしてそんなことをするのか，わからない。止めてほしい」と，困惑や恐怖を訴えます。表に出ていないときでも中の世界では黒幕人格のオーラを発しているため，患者さん自身が黒幕人格に対して，遠慮や刺激を与えないようにという気遣いをして生活しており，そのことが治療者にも伝わってくることがあります。「黒幕」という表現はそのような隠然たるパワーを発揮するというニュアンスを含みます。いわばその患者さんの背後で「睨みをきかせている」わけです。

　ここで特筆すべきは，主人格や他の人格は，怒りの感情を表出する方法をあまり知らないということでしょう。周囲の誰かが主人格に対して，トラウマに関連する行動や侵入的な態度を示した状況のときに，抱えた怒りや攻撃性をどう処理すればいいのか困惑し，主人格は瞬時に黒幕人格と交代します。これは，主人格が黒幕人格を呼んだり招いたりして交代するというよりも，主人格がその瞬間に忽然と消えてしまい，黒幕人格が突如前に出てくるということであると考えます。その経路として，ここに三通りの可能性を挙げてみます。

　第一の可能性は，怒りを表現してはならないという内的な抑制がかかる場合です。ただし怒ってはいけない，という他者からの抑制がその原因であったとすれば，この第一の可能性は次の第二の可能性に含まれることになるでしょう。

　第二の可能性は，怒りを他者から，あるいは状況により抑制されている場合です。例えば誰かから繰り返し暴力を加えられる場合，怒りの表現がさらに相手からの暴力を増長することがわかっていれば，感情表現は自分を守るために封じられることになります。そしてそれはその時成立した，将来の黒幕人格により担われることになります。

　第三の可能性は，暴力を振るってきた人格をそのままその人が取り込み，黒幕人格を構成するということです。「攻撃者との同一化」が起こるという考えです。これに関しては，付録1「黒幕人格が形成される過程について」で詳しく論じています。

正体がつかめないこと

　黒幕人格が正体をつかみにくい理由としては，それが完全に人格として形成されていないという事情があります。筆者らが出会った患者さんたちは，黒幕人格のことを「怖い人」「攻撃的な人」「おばけ」などと呼んでおり，宮崎駿のアニメーション映画『千と千尋の神隠し』に登場する「カオナシ」や，人気ゲーム『ドラゴンクエスト』の「キングスライム」になぞらえる人もいます。

　英語圏でも "it"（「それ」以外にも「かくれんぼの鬼」という意味もあります）や，"unknown" などの呼ばれ方をすることがあります。交代人格にはたいていの場合何らかの名前が付いていますが，黒幕人格の場合には名前が付いていないことが多く，またその姿形もせいぜい「黒い影のよう」「全身黒い人」と言い表される程度で，他の人格によっても把握されていません。それが誰に由来するのか，患者さんが過去に出会った迫害的

な人物のうち，誰に最も関係が深いのかがわからないこともあります。

　患者さんから特別にその話を聞こうとしない限り，面接初期には，黒幕人格はあまり意識されません。しかし，患者さんが家族から聞いたという，激しい行動化が語られ始めると，黒幕人格の存在が急に大きなものとして治療者に迫ってきます。とはいえ，他人に見られることや，識別されることを望まない黒幕人格は，そう簡単に面接中には現れません。また治療者側も，出会うことに躊躇する気持ちを抱えることが多いと言えます。

　このような黒幕人格の性質は「精緻化されていない（unelaborated）」とでも言うべきものです。精緻化，とはいわゆる「構造的解離理論」に記載されている概念で，年齢や名前，性格，備えている記憶などによって構成されている人格が，どの程度詳細に定まっているかの指針です。精緻化されている人格は，いわば人格としての目鼻が備わり，詳細な個人史や知識を持っています。それに比べて黒幕人格はそれらが整っていない，いわば「カオナシ（顔なし）」に近い状態なのです。

　黒幕人格が「カオナシ（顔なし）」に近い理由はいくつか考えられます。自傷や暴力が衝動的で高次の脳機能による内省や熟慮を経ていないことを考えると，その人格はより原始的で動物に近いレベルでの理性や知性しか備えていないという可能性もあるでしょう。あるいは次の３番目の特徴でも述べるように，それが出現する時間が限られるために経験値を得ることもなく，いわば社会性のレベルについては極めて低い状態に保たれている可能性もあります。

　ただ「黒幕」という呼び方が意味するとおり，裏で支配する，闇で糸を引くというニュアンスもあり，なかには極めて高い知性を備え，みずからの姿をことさら隠すことで隠然たる力を発揮し続けるという場合もあります。

　いずれにせよ黒幕人格に接触して話を深めるということは非常に難しく，そのために時々起こる暴力や自傷行為，過量服薬や窃盗などに対して，有効な策を講じることができないでいる場合が少なくありません。

重大な状況に一時的に現れる

　黒幕人格はたいていは突然出現します。相手を特定せずに無差別的に自分の怒りを表出することもあれば，特定の相手に攻撃を向ける目的で出現することもあります。通常その出現の仕方は瞬時であり，周囲が追いつけずに対応できない場合がほとんどです。これは黒幕人格が何かの刺激で偶発的に飛び出してきた，ということもあれば，後ろで見ていて意図的に飛び出してきた場合もあります。町を歩いていて，あるいは電車の中で，誰かが激しい口論をしているのを見て，突如黒幕人格が飛び出してきた，というのはよく聞くエピソードです。診察室で泣き叫んでいる患者さんの声が待合室に漏れてしまい，それが引き金になったという例もありました。

　黒幕人格の示す攻撃性が特に激しい場合には，警察に通報され，そのまま措置入院になってしまう場合もあります。もちろん事件性がある場合は逮捕されてしまうこともあります。また自傷行為や自殺企図により自分自身の身体を傷つけて，深刻な外傷を負った場合には救急搬送され，そのまま入院となることもあります。ただし特に大ごとにならずに済んでしまう場合も，決して少なくありません。黒幕人格がかなり足早に姿を消し，その後に戻った人格がその出来事を記憶していなかったり，およそ攻撃性とは程遠い印象を与えることで，周囲の人々もそれ以上深く関わらないで終わってしまう場合が多いからです。現場に駆けつけた警察官が拍子抜けしたり，狐につままれた気分を味わうことも稀ではありません。あるいは緊急の精神科入院となっても，病棟では全く静かで，しかも黒幕さんの行動が全く記憶になく，早々に退院するということも起こりがちです。攻撃性が向かった相手が親や配偶者である場合は，すぐに収まるというパターンに慣れているので，しばらく身体を抑えて元の人格に戻ってもらうことで終わってしまうということもあります。

　黒幕人格の出現がたいていは一過性であることの詳しい理由はわかりま

せんが，おそらく黒幕人格が出現して何らかの破壊的な行動を起こす際
は，その行動自体に非常にエネルギーを費やすため，すぐに体力が枯渇し
てしまい，休眠に入ってしまう印象があります。特に，暴力行為や破滅的
な行動の場合は，かなり速やかに姿を消します。

　黒幕人格が外に出ることは，その人にとって緊急事態であり，これ以上
被害が大きくならないように他の人格が全力で黒幕人格を押さえ込んでい
ることもあります。患者さんの心の中を説明してもらうと，黒幕人格はし
ばしば奥のほうの普段は立ち入れないような鍵のかかった部屋にいて，鎖
でつながれているといった話をされます。あるいは黒幕人格は深い休眠状
態に入り，ごく稀にしか起き出てこないという話も聞きます。

　一方，このような理解の仕方では説明できないような動きを示す黒幕さ
んもいるようです。特に犯罪に関わっている人格の場合などは，普段はめ
ったに出現しないにもかかわらず，一連の行動をかなり長期にわたって行
い，この「エネルギー」説では十分に説明がつきません。

　いずれにせよ，黒幕人格を催眠などの誘導で呼び出して事情を聴くとい
うことは通常は成功せず，一時的にしか姿を見せないという特徴の背後に
何があるのかは不明としか今は論ずることができません。

3. 黒幕人格のプロトタイプ

　次に黒幕人格のいくつかのプロトタイプをご紹介しましょう。黒幕さん
たちはいろいろな性質を帯びますが，以下に示すのはそのうちでも典型的
なものです。

攻撃的で自己破壊的な黒幕人格

いわば黒幕人格の最も典型的な形が，このタイプでしょう。先に示した

三つの特徴を備えています。ネガティブな言動が非常に際立ち，極めて厭世的で自己破壊的です。常に人生を終えることを考え，負のオーラを放ち続けます。就職がうまくいったり，恋人が出来たりして，ようやく人生が軌道に乗ったと安心したときに，突然職場や恋人の前で黒幕さんが現れて大暴れをし，台無しにしてしまうということも起こります。面接室での扱いはいくつもの困難さを伴いますが，以下の事例のようにいくつかの好条件が重なれば扱うことができます。ただしその扱いは限定的と言ってよいでしょう。

◆タカコさん（40代女性）と怖い人（黒幕人格・男性）

〈症例の概要〉

　タカコさんは，幼少期に交通事故で突然父親を亡くし，親戚から「あなたがお母さんを助けてあげてね」と言われてからは，泣いたり甘えたりということが全くできなくなったと言います。高校生の時には，うつ，摂食障害，パニック障害の診断を受け，通院服薬をした時期がありました。解離の症状が起こり始めたのはその頃からでした。「死ね」という声が聞こえ，また記憶が飛ぶことが頻繁に起こるようになりました。高校卒業後，専門学校に通っているときに，現在の夫と知り合い，病気のことを伝えたうえで結婚し，二児の母となりました。思春期に入った子どもたちにもDIDの症状について話をしており，家族の理解は得られています。

　現在も解離が起きているときの記憶はなく，サポーティブな家族によって支えられています。しかし過食嘔吐がひどく，自傷や，突然ベランダから飛び降りようとして家族に止められることも続いています。3年前から隔週で心理面接を行っているものの，体調が悪く通院がままならないことも多く，面接の間隔が空きがちとなっています。

〈治療的な介入と経過〉

　最初はもの静かで従順な印象が強く，面接までの間に起きた困り事を
メモに書いてきて話をし，治療者とのやりとりをまたメモして帰られる
ということが続きました。タエちゃんという子ども人格と名前のない黒
幕人格がいますが，人格交代時の記憶がないので何が起きているのか全
くわからないと話しました。それぞれに交換ノートを作ることを提案
し，やりとりを始めてもらいました。タエちゃんは，可愛らしいキャラ
クターのノートを選んで，ママ（タカコさん）に見てもらいたいとお絵
描きをしました。黒幕人格は，ペン先を乱暴にノートに突き刺した跡が
残っていたり，ドクロの絵が描かれていたりしたこともありました。そ
のうちタエちゃんは，面接場面でも登場するようになり，最初は治療者
と会話もできず，ひたすら童謡を歌って幼い印象でしたが，少しずつ
「ママを助けてあげて」と会話ができるようになり成長を感じさせまし
た。黒幕人格が自傷し大暴れすることは変わらず続き，夫が力ずくで止
めるということが時折起きていました。治療者は黒幕人格の怒りを取り
扱わなければ治療が先に進まないと感じていましたが，身体の大きいタ
カコさんが面接室の中で暴れることを想像すると恐怖心に苛まれてしま
うのでした。タカコさんに黒幕人格に面接室で会うことを考えたいが，
どう思うかと尋ねると，「ここに怖い人が出てきて暴れたら先生が困る
でしょう」と治療者を気遣いつつも，黒幕人格の様子を知らないタカコ
さんは返答に困っているようでした。そこで主治医とも相談し，夫が一
緒に来たときにいつでもドアを開けて助けを呼べる体制をつくったうえ
で会う準備をしました。それから数回の面接の後，主治医の診察に夫と
治療者が同席したときに初めて，黒幕人格が出現しました。鋭い目つき
で表情も変わり，暴れて自身を傷つけようと部屋の中を物色するのを皆
で止め，そのまま倒れて意識を失いました。

　次に黒幕人格が現れたのは，それから半年ほど経った夫も同席してい
る面接場面でした。急に緊張した強ばった表情に変わり，目を見開いて

夫と治療者を交互に睨みつけましたが，治療者が声をかけるとすぐに意識喪失しました。その後面接を重ねていくなかで，生活場面で実母に対して今までになかった怒りをぶつけたことが語られるようになり，怒りが少しずつ主人格のものになっていくことが感じ取れるようになりました。治療者に対しても，もの静かで従順であった主人格が，徐々に毅然とした態度を表出するようになり，表情も力が入るように変化していきました。その後の症状は一進一退でしたが，怒りを自分自身のものとしていく過程がうかがえました。

攻撃性や破壊性の強い黒幕人格との面接は特に慎重を要します。この事例も面接室の中で鋭利な物を探し，自分に突きつけようとする場面があり，治療者だけでは止められませんでした。咄嗟(とっさ)のときに，患者を守ることができる環境づくりを準備することは，治療者にとって重要な課題であると言えます。通院時には付き添いの家族の協力も必要となるでしょう。また攻撃性が強い黒幕人格の場合，眠らせておくのか，面接場面で取り扱うのかは意見が分かれるところです。眠っている黒幕人格を無理に起こすことは避けるべきです。しかしながら，黒幕人格が活動的になっている場合や，治療者に会おうとしている様子が感じ取れる場合は，それに応じて面接したほうがよいでしょう。一人の人格として扱われたことで，落ち着いていく場合があります。ただしそのためには治療者の側も身を守り，余裕を持って黒幕人格と向き合い，対処するための工夫が必要となります。

次は，黒幕さんに典型的な「出現は一過性」という条件があまり当てはまらず，比較的頻繁に出現したケースです。次のケースのように，黒幕さんの厭世的な性格や自殺念慮はうつ状態と絡んでいる可能性があることが少なくありません。

◆ ミキさん（20代女性）とミクさん（黒幕人格・女性）

〈症例の概要〉

　ミキさんは5年ほど前に「黒幕人格」と思しき人格が出て，家で大暴れをして家族の首を絞め，措置入院となりました。退院後は隔週1回，心理面接を行っています。

　ミキさんは家族に対して暴言がある威圧的な父，不満を抱えつつ夫に従わざるを得ない母，現在は家に寄り付かなくなった兄，睡眠障害に悩み抑うつ症状のある弟の5人家族の中で育ちました。小学校の高学年で深刻ないじめに遭い，その頃から解離症状を自覚していました。中学ではいったん治まっていましたが，高校生の時にアルバイト先の店長に厳しく叱責されたことがきっかけとなり，再び解離の症状が始まりました。ミキさんは自分の中に「年齢の違う自分」が何人もいると訴え，この時から精神科の通院と服薬が始まりました。高校卒業後，社会人となりましたが，職場で原因不明のトラブルが生じて，いくつか職場を転々とし，現在は無職となってしまいました。

〈治療的な介入と経過〉

　主人格のミキさんは気遣いのできる素直で穏やかな性格です。家族によって名付けられたミクさん（黒幕人格）は，これまで負の部分を常に担ってきたために，ミキさんを恨んでおり，自傷や拒食傾向もありました。ミキさんとミクさんは瞬時に入れ替わることが多く，これまでにもミクさんがミキさんを演じる場面も多かったそうです（家族や治療者に黒幕人格だと気づかれることへの警戒心があったと後になって話しました）。

　その後ミキさんの調子が上向きになり仕事や社会生活を始めようとすると，抑うつで自己破壊的なミクさんが自傷行為や自殺未遂を起こし，うまくいかなくなるということが続きました。ミキさんとミクさんの好

きなアクセサリーの色が違うことを家族から教えられたことで，治療者がミキさんとミクさんを識別し，会っている人格が明確になり，ようやく少しずつ変化がみられるようになりました。

　以前ミキさんは踏切への飛び込みで自殺未遂を起こしたことがありましたが，その時飛び込んで死ぬつもりだったミクさんと，電車が来る直前に我に返ったミキさんの気持ちが，面接でそれぞれ語られました。「死にたい，生きていても何の意味もない。あの時死ねると思ったのに他の人格が止めやがって」と急に高揚し怒声を発すミクさん。「私はどうせ他の人格に殺されるんです，そう思うと何をしても意味がない」と訴えるミキさん。それぞれの思いを傾聴し，治療者が全体の人格を把握していくという面接を続けました。そして治療の流れが大きく変わるきっかけとなったのは，誕生日に母親と二人でテーマパークに出かけたことでした。これまで「楽しいことは全部ミキで，自分は生きていても何の意味もない。だから早く死にたいんだ」と怒鳴るように話していたミクさんが，「あんなに楽しいことがあるとは知らなかった，でもこれが最初で最後だと思う」と初めてさめざめと涙を流しました。その様子に治療者も，これまでミクさんが抱えてきた負の感情の重さを痛感しました。これからもミクさんと面接で話をしていきたいと伝えると，「そうしたいがうまく出てこられない。呼び出してほしい」と，積極的な姿勢を見せました。その後ミクさんは時折面接に登場するようになり，「早く死んでしまいたい」という訴えは継続してありますが，少しずつ訴え方が穏やかになってきています。しかし，それとは別にミキさんのうつ症状が悪化し，ミキさんはその後も社会適応に長く時間を要しました。

　ミキさんのケースでは，治療者は，面接開始から1年ほどは，主人格と黒幕人格の違いに気づかずにいました。黒幕人格も別人格であることを気づかせないように振る舞っていたのです。幸い家族の協力もあり，黒幕人格の存在を治療者が認識してから，ようやく面接が進み始めた印象を持っ

ています。黒幕人格の存在を認識してすぐは，彼女が主人格を装ったまま，治療者を試すような場面もみられました。しかし，治療者が「あなた，ほんとうにミキさん？　ミクさんじゃないの？」という問いかけをすると，黒幕人格は治療者の前に怒声や，高揚した表情とともに出現するようになりました。そしてミクさんは，「自分の自殺未遂のことを面接で取り扱ってほしい」と少しずつ訴え始めました。このようにDIDの面接で交代人格全体を把握し，ラポールを取るまでに時間がかかることは少なくありません。治療者が気づいていないことがあるかもしれないと常に考察することが求められるとも言えます。

　黒幕人格の中には，一連の反社会的な行動を見せる場合があります。その場合はまるで陰に隠れて暗躍するかのように，通常の面接場面では姿を現さないことが普通です。このいわば反社会的な黒幕人格はかなり精緻化され，認知能力を働かせた行動を取っていることになります。そして黒幕人格が稀に面接場面に現れ，多少なりとも治療者とのラポールを成立させるミクさんのようなケースもあります。

◆カリンさん（30代女性）とカノンさん（黒幕人格・男性）

〈症例の概要〉

　カリンさんは両親と弟，そして単身赴任中の父親という家庭環境で育ちました。母親の過干渉が強く，幼少期から「全て母親の顔色を見て動いていた」と言います。解離が始まったのはおそらく幼稚園の時からで，小2の時にはすでに自分はカリン（主人格）とは異なる男児だと自覚していたそうです。小学校時代はずっと男の子の人格で，短髪でズボンを穿きボーイッシュな子どもでした。中学になると制服でスカートを穿かなければならず，そのために男の子の人格は出現しなくなり，女性のカリンという自覚を持ち生活をするようになったそうです。高校の時に離人感を初めて体験し，その頃から他の人格が話しかけてくることが

頻繁になりました。それぞれの人格が筆跡の違う日記をつけており，自分の中にいる人格を把握したといいます。カリンさんは高校を卒業してからはアパレル販売などの接客業をしていますが，仕事中に人格交代してしまい，同僚に「精神疾患があるらしい」と噂され，職場を変わることを繰り返しました。実母との関係性のストレスから，世の中の母親全てを嫌悪し，自分は子どもなど持ちたくないという気持ちが強くありました。3年前から隔週1回で心理面接を始め，2年前からは毎週の面接となりました。

〈治療的な介入と経過〉

　DIDの書籍などを読んでいたカリンさんは「面接は受けたいけれど，人格を統合されるのは嫌だ，私が困るから」と初回面接で訴えました。「人格さんたちにも自我があって役割がある，バランスが崩れるのは怖い。それぞれの人格の困っているところや病んでいるところを楽にできたら，それでいい」と言います。そしてカリンさんは人格同士での交換日記を作成し，黒幕人格の存在もすでに認識していました。そこで最初の治療目標は個々の人格が落ち着いて生活できることとしました。しかし面接の中で黒幕人格（カノン）が犯罪につながる行動をしているかもしれないことが語られました。カノンさんは援助交際の斡旋業のようなことをしているらしく，財布にカリンさんの身に覚えのないお金が入っていたり，いつの間にか高価なアクセサリーを持っていたりしたというのです。治療者はカノンさんとコンタクトを取ろうと試みましたが，全く現れませんでした。しかし半年ほど過ぎた面接の最中に，突然みるみる険しい表情になりカノンさんらしき人が出現しました。「嫌な場面になると，すっと自分が前に出ることになる。もう疲れた，死にたい」と暗い表情で治療者を睨みつけながら話します。今後も治療場面に出てきてほしい旨を伝えると，「面接なんて無理に決まってるだろう。ここにはもう来ないよ」と吐き捨てるように大声を出し，すぐに意識を失いま

した。しかしその後，仕事をクビになったことをきっかけに，面接場面で時折カノンさんが後ろから見ているかのような感覚を治療者は感じるようになりました。このころカリンさんの希望で，隔週だった面接が毎週に変更となります。日常生活では破壊的な言動を繰り返し，「生きているのが疲れる」「悪いことしてお金を稼いでやる」と面接室でも投げやりな態度を見せましたが，治療者との関わりの中で思春期をやり直しているかのような印象に変化していきました。性的な話題も増え，治療者に対して「先生，付き合えよ」と転移感情をぶつけ，関係性を破綻させようとする瞬間もありましたが，カノンさん自身が成長していることを自覚するようになり，少しずつ落ち着いていきました。その後，理解あるパートナーとの出会いがあり，結婚し，現在は主婦業をこなしつつ，将来は子どもを持ちたいと考えるようになっています。

　面接室に黒幕人格が登場したのは一瞬でしたが，日常生活での反社会的な言動を見せつけるかのように話し，大声で治療者を威圧しました。治療者は圧倒されながらも，黒幕人格の背景として感じられた恐れや不安を共に抱えていく姿勢を取り対応しました。その後は，背後で話を聞いているかもしれない黒幕人格を意識しつつ，面接を続けました。主人格が結婚を考え始めたときには，交代人格で意見が分かれ，黒幕人格が最後まで結婚相手を受け入れられず，自暴自棄になるような場面もありました。その辛さを一人の人格としてきちんと受けとめ傾聴を続けることで，現状を諦めつつも納得していった経過だったと考えます。

陰でオーラを放ち続ける黒幕人格

　黒幕人格の「黒幕」という言葉から，「隠れてオーラを発する」「陰で糸を引く」「裏で支配する」というようなイメージを思い浮かべるのではないでしょうか。もともとそのような意味で，筆者らは「黒幕さん」という

呼び方をするようになりました。黒幕人格は患者さんの中で一定のオーラを放っているため，他の人格たちはそれを気遣ったり，忖度したりということが起こりがちです。「黒幕さん」という呼び名には，彼らを多少なりともリスペクトするというニュアンスを持たせています。それは，彼らの力が強く，患者さんや家族や治療者の運命がその振る舞いにかかっているということがあるからです。そして彼らの力を借り，味方になって協力してもらわなければ，治療は容易には進まないのです。そして，その「協力」には「休んでいただく」「お引き取りいただく」ということも含まれています。

　もちろんこの陰で糸を引くという性質は，患者さんを過去に陰で操っていた人物を取り入れているという場合もあります。つまり過去にトラウマを与えられた相手は——直接の加害行為を受けることはなかったとしても——隠然たる力を持ち，近づくのも恐ろしいほどの「畏れ」の対象であったかもしれないのです。そしてそれは親の存在も含まれます。私たちは大人になったときには，子どもにとって自分より高い背丈と何倍もの体重を持つ親がいかに恐ろしい存在となりうるのかをなかなか想像できません。しかもそれは子どものファンタジーの中でいくらでも倍加する可能性があります。親が実際には怒鳴ったり手を上げたりした記憶がなくても，子どもにとっては十分黒幕的な威力を持っていた可能性があるのです。

◆サオリさん（40代女性）とブラッキー（黒幕人格・男性）

〈症例の概要〉

　サオリさんは子ども時代を両親と妹と過ごしました。両親は比較的穏やかな性格で，厳しい育てられ方をしたという記憶はないそうです。しかし小学校の高学年でいじめに遭い，自分を「いない」ことにしてから複数の人格が存在するようになりました。中学では不登校になり，通信制高校を卒業しました。その後，いろいろなアルバイトを転々としつつ

生活していました。

　サオリさんが，子ども時代を振り返ってみると，小学生の頃には，5人程度の人格がいたそうです。そして中学時代に，そのうちの「ブラッキー」と呼ばれる人格が大暴れして入院したこともありました。それ以外は，精神科との接触はなく，本人もその時のことはよく覚えていないといいます。以降は家で突然暴れるということが何度かあったものの，大した問題には至らず，家族もそれについて本人に積極的には伝えようとはしませんでした。

　サオリさんは，現在は主人格以外に，子どもの人格と黒幕人格の2人の存在を知っていますが，これまではそのことを自分でもはっきり自覚せず，「自分以外に誰かがいるのは当たり前で，みんな同じようなことが起きているのだ」と思い込んでいました。よって治療を受けようとする意思もありませんでした。ただ，サオリさんが言うブラッキーは，常に存在して自分を支配しようとしている感じがしていたそうです。そして心の中で，そのブラッキーに近づかないように，いつも気をつけていました。ブラッキーはしばらく気配を消すこともあり，あたかも眠っているかのような状態になることもありました。するとサオリさんはブラッキーを起こさないようにひたすら努力をしていたといいます。ブラッキーは，昔のいじめについて思い出すたびに動き出しそうな気配がして，なるべく昔のことは思い出さないようにしていたと話しました。

　しかし，実家を出てシェアハウスで生活するようになって，サオリさんの世界が変わりました。シェアハウスで仲良くなった住人が，時々サオリさんが子どものようになってしまい，そのことを覚えていないことなどを教えてくれ，治療を受けることを勧めてくれたのです。そして専門医を受診することで自らがDIDを持つこと，過去に起きた何回かの暴力的な出来事に自分の中の黒幕人格が関係していることを認識するようになりました。サオリさんの隔週での面接が始まりました。

〈治療的な介入と経過〉

　サオリさんは心理面接のインテーク時には，「面接をするなかで体調が悪くなったり，アルバイトに行けなくなると困る。話を深めたくはない。現在の生活を続けていけるような面接を希望する」と話しました。DID の専門書なども読んでいて，病気のことや，自身の症状についてもよく理解している印象でした。サオリさんの意向に沿って「現在の生活の維持」を面接の目標としました。サオリさんは面接場面でも打ち解けず，緊張して防衛的なまま最初の1年が過ぎました。そのうち子どもの人格（サッちゃん）が面接場面に時折現れるようになりました。彼女は大好きな折り紙遊びをしながら「奥には怖いブラッキーがいるんだよ」「でも，ぜったいに呼んじゃだめだからね」と黒幕人格の存在を教えてくれました。「ブラッキーはね，痛いこと平気でするの」「真っ黒なんだよ」「いつも怒ってるから話しかけられないの」と，サッちゃん自身も黒幕人格の存在を恐れながら，黒幕人格が陰で糸を引いているような認識を持っていました。サオリさんは黒幕人格の存在について語ることはなく，「深い話になるとシェアハウスの人たちに迷惑をかけるから」「あそこで暮らせなくなったら行くところがなくなっちゃう」と話の途中でブレーキをかけることがしばしばありました。しかしある日，今まで見たことのない男性的な鋭い表情で入室し，「このままじゃだめですよね。どうしてちゃんと聴いてくれないんですか。何も変化しないじゃないですか」と治療者に大声で詰め寄りました。その後，すぐにサッちゃんに人格交代し，サッちゃんは「怖い怖い，呼んじゃだめって言ったでしょう」と泣きじゃくりました。そして，その次の回の面接では，主人格から，これまで黒幕人格が担当していたであろう長い間抱えていた親や家族への怒りについて話されました。その時すでに治療開始から2年近くが経過していました。過去の話をサオリさんが話す準備ができたところから語ることで，治療は進みました。その後も，生活の中でも黒幕人格が登場することはなく，眠ったままです。

　この事例で特筆すべきは，黒幕人格が主人格の陰で糸を引く人格として，子ども人格に認識されていたことです。子ども人格は黒幕人格を恐れており「ぜったいに呼んじゃだめ」と治療者に訴えました。主人格であるサオリさんも，必死に黒幕人格を眠らせ続け，コントロールしていました。しかしながら黒幕人格は，子ども人格と治療者とのやりとりを奥で聞いていた印象を治療者は持っています。黒幕人格が陰で糸を引いていること，面接室での一瞬の出現を捉え存在を認めながらも，社会的には覚醒させないように面接を進めた事例と言えます。

◆ミカさん（20代女性）と怒る人（黒幕人格・男性）

〈症例の概要〉

　ミカさんは教育熱心な両親と，小さい頃から勉強が出来た兄との4人家族で育ちました。幼少期は仲の良い家族だったそうですが，ミカさんが小学生の時に母親が親戚関係のストレスからアルコール依存症になり，生活が一変しました。ミカさんは食事を作ってもらえなくなり，母親は酔うと暴力を振るうようになりました。暴力の矛先（ほこさき）は兄には向かわず，なぜかいつもミカさんで，ミカさんは自分の何が悪いのだろう，どうして母親に嫌われているのだろう，といつも考えていたといいます。兄が進学で家を出ると，ミカさんへの暴力はいっそう酷（ひど）くなりました。ある日母親に花瓶で頭を殴られて，出血したミカさんは救急車で病院に運ばれます。病院スタッフに虐待を伝えようとしましたが，「どうせ誰も信じてくれない」と思いとどまったそうです。その後，早く親から独立するしかないと家を出て，奨学金をもらいながら大学に進学しました。卒業し，好きな編集の仕事に携わりますが，締切間近になると人格交代が起こり，職場でも子どもの人格や仕事のミスを隠す人格がたびたび出現するようになりました。そのため職場の人間関係がうまくいかず

退職。抑うつも強くなり，1年ほど引きこもり生活となります。その頃，母親のアルコール依存症は寛解しましたが，今度はミカさんに対して過干渉的な関わりをするようになっていきました。ミカさんは，インターネットで自分の症状について調べ，DIDではないかと疑いを持ち，専門医を訪ねて母親の付き添いのもと来院しました。

〈治療的な介入と経過〉

　最初の半年は母親に連れられての来院でした。初回時のミカさんは，茫然自失の印象で，面接中，ほとんど話をしませんでした。治療者から，面接構造などの説明をし，面接を行う意思があるかを尋ねると，かすかに頷き，毎週50分の面接が始まりました。その後は少しずつ話をするようになり「会社で継続して仕事ができるようになりたい」と主訴を伝えてくれました。しばらくすると，子どもの人格が面接に頻繁に現れるようになりました。ふらふらと室内を動き回ってはうずくまり，折り紙で作った紙風船を治療者に投げて遊び，絵を描いてほしい，背中を撫でてほしいと，治療者に甘えた素振りを見せることもありました。

　ある日，面接が終了し，母親の待つ待合に戻ったミカさんは，ロビーにいた子どもとその母親のやりとりを聞いて急に表情が変わり，待合ロビーの階段を駆け下りて車道に飛び出そうとすることが起こりました。母親とスタッフが追いかけて止めましたが，驚くような力で撥ね除けようとし，揉み合いながら落ち着かせることとなりました。次のセッションで，前回のことを聞くと「迷惑をかけたから，もう面接はできないんでしょう？」と不安げに治療者に尋ねました。ミカさんの話によると，ロビーにいた母子が仲良く夕飯の話をしていた，側にいた自身の母親を見て，急に何か黒いものが出てきた。その後は覚えていない。きっと怒る人だと思う。怒る人は誰にも止められない，何をするかわからない。あの人が出てくると大変なことになって，面接を続けられないと思う。それは避けたいと話しました。そこで，どうすれば怒る人を刺激せずに

すむかを面接で話し合い，それは母親との距離の取り方を考えることに
もつながっていきました。ミカさんは，しばらくすると一人で来院する
ようになり，翌年には一人暮らしを始めました。

　この事例では，主人格のミカさんは，急に出現する黒幕人格を止められ
ないでいました。黒幕人格が動き出すと，社会適応ができなくなることを
恐れて，黒幕人格を刺激しないように配慮を続けていたのです。黒幕人格
を怒らせるきっかけとなるのは，過去の母親への怒りであることに面接の
中で気づいていきました。ミカさんは，その後意識して母親との距離を取
るようになりました。陰で操る黒幕人格を刺激しないように，具体的な方
法を考え，意識することで，落ち着いていった事例であると言えます。

主人格を守る黒幕人格

　黒幕人格の中には，暴力的な形ではあっても主人格を守り，その主張を
代弁するような振る舞いを見せる場合があります。黒幕さんは常に主人格
に敵対し，その生活を破壊したり乗っ取ったりするとは限りません。この
ように黒幕さんにもいろいろなタイプがいるのです。ただし黒幕さんが本
人を守る行動は時に激しく，時に行きすぎる傾向にあります。

　たとえてみれば次のような感じになるでしょう。家に荒くれ者の兄がい
ます。父親どころか弟のあなたにも暴力を振るってきます。いつ彼の気に
障ることを言ってしまうかと思うとあなたは常にビクビクしています。と
ころがある時その兄と一緒に歩いていると，あなたのクラスの意地悪な友
達が近づいてきます。そして，あなたの兄がそばにいることに気づかずに
乱暴な言葉を投げかけてきました。思わずあなたが身を縮めていると，弟
がいじめられていることを知った兄が猛烈に怒りだし，その意地悪なクラ
スメートを大暴れをして撃退するのです。つまりあなたはその荒くれ者の
兄にとっての身内であり，彼はあなたを庇う方に向かったのです。あなた

はその激しいパワーに困惑しつつも，初めて兄を頼もしく思うことでしょ
う。うちでは父親には反発するものの，それ以外は優しく家族思いで，ひ
そかにトレーニングを重ねて格闘技の大会で優勝するような兄です。

　現実に出会う黒幕人格はさまざまな性質を担うことになりますが，いざ
という時に主人格の味方になってくれる存在はある意味では非常に頼もし
い存在です。これまで DID について扱ってきた専門家の中には，黒幕的
な人格を最終的には主人格を守る存在として位置づけている人も少なくあ
りません。

◆ナツキさん（30 代女性）と怖い人（黒幕人格・男性）

〈症例の概要〉

　ナツキさんは両親，祖父母，兄，姉の 7 人家族の中で育ちました。祖
父母の力が非常に強く，母親は実家の自営業に携わりながらも祖父母に
気を遣い，窮屈な思いで生活していました。ナツキさんは自分が良い子
にしていることで家族がつながっていられるような感覚があったといい
ます。しかしストレスをためた母親はナツキさんにイライラを向け，彼
女を聞き役に，怒りのはけ口にするようになりました。

　ナツキさんは穏やかな性格でしたが，12 歳の時に友人のいじめに遭
ったことをきっかけに，友達との交流を避けるようになり，同時に心の
中にいくつかの人格の存在を感じるようになりました。そして中学で不
登校となり，その後，通信制高校に入学しました。幸い学校で別人格が
出現することはほとんどなかったのですが，高校卒業の頃から家で黒幕
人格が出現し，低い男性のような声で母親に暴言を吐き，大暴れするの
を家族で止める日々が続くようになりました。驚き，困惑した家族が警
察に通報し，精神科へ措置入院することで医療とつながり，退院した後
に心理面接を開始しました。そして筆者らが会う 3 年前に，前治療者に
より「人格統合」が行われ，その後，やや状態は落ち着き，知り合いの

店でアルバイトをするようになりました。ナツキさんは時々体調不良で
アルバイトを休むことはあっても，気配りができる働き者として店長に
気に入られていました。しかし恋愛では男性との共依存関係に陥りやす
いと自覚していました。その後ナツキさんは筆者らの職場へと転院し，
それ以来隔週1回の心理面接を行うようになりました。

〈治療的な介入と経過〉
　最初は従順で素直な印象のナツキさんとの穏やかな面接が続きまし
た。ナツキさんは「親に甘えられなかった」「いじめられていたのに親
に言えなかった」と話しましたが，「もう母親とは仲良しです」と過去
のこととして語られました。面接では，恋愛に依存してしまうこと，異
性との関わり，そして統合したことで自分一人でさまざまな感情を受け
入れなければならず，それが辛くて仕方がないということが多く語られ
ました。
　しかし面接開始から1年ほど経ったときに，入室するなり，「どうし
て私ばかりが苦しまなければならないのですか，私ではなく母親が面接
を受けるべきだ」と今まで見たことのない思いつめた表情で治療者に憤
りをあらわにしました。そしてナツキさんの強い希望で，以後母親も同
席しての母子面接へと構造を変更することになりました。彼女は面接中
に母親とひどい口調で言い争い，表情も険しく以前とは別人のようでし
た。母親もナツキさんも面接を重ねるごとに疲労困憊し，治療者も母子
面接の中断を検討し始めた頃，ナツキさんは「母親との関係は諦めて，
一人で暮らします」と宣言し，それから実家を出ることになりました。
その後一人暮らしを開始して落ち着きましたが，母親に対してイライラ
がつのることは多く，「怖い人が出てきそうな気がして心配です」と不
安を抱きつつ生活しています。

　DIDの方との面接をしていると，人格が混じり合っていく感覚が起こ

ることがあります。何人かの人格の表情や話し方が重なっていくこともあります。母親と言い争うときのナツキさんは，目の奥から黒幕人格がのぞいているかのような，いまにも強力なパワーを持った黒幕人格が飛び出してきそうな印象でした。すでに前治療者により統合された，ということでしたので，治療者は黒幕人格として独立して取り扱うことはしませんでしたが，ナツキさんが主張できなかった「母親への怒り」の部分をこの黒幕さんがこれまで担当してきた様子がうかがえました。母親への怒りを表出することはその後も続いており，人格交代の不安をナツキさん自身が常に感じています。ただし，この黒幕人格の助けを借りることで，彼女が母親から距離を置くことができたのもまた事実と言えるでしょう。

◆マユさん（50代女性）とカオナシ（黒幕人格・男性）

〈症例の概要〉

　マユさんは，両親との3人家族でした。父親が家で過ごすのは月に1回程度で，小学生になる頃から父親に別宅があることは気づいていたといいます。母親は人付き合いを避け，PTAなどもいっさい参加せず，マユさんの友達関係にも制限をかけていました。唯一学校に来る運動会では，誰も知り合いのいない教室を探して，お弁当を毎年母子でひっそりと食べたというエピソードも語られました。活発で聡明だったマユさんは，学校の勉強やスポーツを全力で頑張り，周囲の評価が高いことは自覚していました。しかしながら，成長するにつれて，自分は生まれてくることを歓迎されない命だったのではないかと考えるようになりました。中学に入ると，思春期の中で父母の関係にやるせなさを強烈に感じるようになり，また母の世間知らずぶりに呆れていたといいます。この頃，母親を庇った場面で，思いがけない父親からマユさんへの暴力がありました。その時に「私がこの両親の保護者になるしかない」と決心したそうです。その頃から，「自分の中にいくつかの人格がいたようだ」

と話しました。

　その後，結婚して2人の子どもの母親となったマユさんは，「私は実母のような子育てはしない」と良妻賢母を目指します。しかしある時自分では気づかないうちに，自分の中のカオナシが動き出したそうです。夫とのいさかいが昂じて警察沙汰になる大暴れをし，家族による通報で精神科へ措置入院となりました。筆者との面接を始めたのは，退院から3年後のことでした。

〈治療的な介入と経過〉

　心理面接のインテーク時は，仕事を再開し，また母性を感じさせる穏やかな印象でした。自分の話をどこまで理解してもらえるのかと治療者をうかがいつつ，DIDの治療面接への期待を話されました。毎回話したい内容をきちんとメモして来られ，それに沿って話を進めていきました。自身では，両親との関係や，我慢し過ぎたこと，良い子であり過ぎたことをDIDの原因であると考えていました。しばらくは，しっかり者のマユさんとの面接が続きました。しかし面接が進むにつれて，母親への強い怒りが表出し，ひどく混乱して大声になり，また次の回では，母親は良いところもあるのだと治療者に訴えて流涙する，ということが繰り返されました。少しずつ，母親に対するアンビバレントな感情を表出していく経過がみられました。

　マユさんは，最初は措置入院になったときの黒幕人格を忌み嫌い，「私の人生を台無しにした酷いカオナシ」と話しました。けれども，面接の経過とともに，「私が辛くて泣いていると，私以上に腹を立てて，私を悲しませる全てに対し怒り，戦ってくれる人。この世で一番の味方なのかもしれない」と言うようになりました。面接開始から1年経った現在も，カオナシはマユさんの中に存在し，突然攻撃的に出現することは続いています。それでも，マユさんがカオナシを受け入れたことで，人格に「チーム」としての意識，連帯感が生まれたようでした。子ども

の前ではいっさい出現しなくなり，カオナシにも変化が出てきました。またその分，マユさん自身が怒りや憤りを家族に伝えられるようになってきました。少しずつ治療が進んでいることを治療者は感じています。

DID の診断を受け入れて人格交代があることを理解し，熱心に治療に通ってくる患者さんであっても，時折自分の交代人格を認めることに怖さを感じ，抗いたくなることがあります。それが黒幕人格であれば，なおさらと言えるでしょう。黒幕人格の話を避けようとする患者さんは少なくありません。しかしながら，この事例のように，主人格が黒幕人格の存在意義を認め，実は自分の味方であるとの考えに至ることが，治療的に働く場合があります。状況やタイミングを鑑みて慎重に取り扱う必要があることは前述のとおりですが，誰のための攻撃性や破壊性なのかということを面接場面で共に考え，主人格が黒幕人格を理解する過程を支えることも，重要であると言えます。

第7章　治療による変化とその意義

1.　初期から中期の課題

　解離性障害は診断のつきにくい障害ですが，精神科通院歴の早い段階からその可能性を疑われたり，実際に診断が下されたりしていることもあります。しかしそれに応じた心理療法が開始されない限りは，治療が始まったとは言えません。解離性障害の中でも特に解離性同一性障害（DID）の治療は，さまざまな解離症状に加え，異なる人格状態の存在を治療者がしっかりと把握し，それらを適切に取り扱う準備を整えて面接に臨むことで初めてスタートします。このような準備が整った治療者を，ここでは「解離を理解している治療者」と呼ぶことにしましょう。

解離を理解している治療者

　「解離を理解している治療者」は，普通の治療者とどこが違うのでしょうか？　わかりやすく言うと，それは**解離症状について，当人が故意に別人のふりをしているのではないかとか，それが演技だとかいうことを考えない**，という点です。患者さんの立場で考えたときに，その重要さはいっそう明確になります。治療者が解離について理解していれば，中の人格たちは，その治療者に自分の存在を信じてもらい，受け入れられて，姿を現

す機会を与えられたと感じます。通常人格たちには，自分が出るとおかしな目で見られる，演技だと思われる，一人の人間として扱ってもらえない，などの懸念があります。そのため，さまざまな事情から思わず表に出てしまった場合を除いては，なかなか自分から人前に出る気持ちにはならないことが多いのです。しかし彼らは，「解離を理解している治療者」の前では，姿を見せてみようという気持ちになります。それは強制されたわけでもなければ，その治療者に義理立てするためでもありません。彼らは常に，誤解されて傷つくことを恐れています。だからこそ，できれば中で安全に過ごしたいとも思うこともあるのです。よって「この人なら自分のことをわかってくれるかもしれない」と感じられる治療者との出会いがあって，初めて治療に入ることができるのです。

解離には理不尽ながら連帯責任の原則がある

　解離の治療を始めた患者さんが最初に理解すべきなのは，自分たちの世界がどのように構成され，それが目の前の治療者を含めた現実の社会とどのような関係を持つかについてです。それは解離性障害の人格たちが「連帯責任」を取る必要がある，という前提を受け入れることから始まります。DIDの患者さんの特徴のひとつに，他の人格の振る舞いに対して，しばしば傍観者的になったり，「他人事扱い」したりする傾向があります。例えば他者との連絡において，別人格に来たと思われるメールやLINE（ライン）を無視してしまったり，関心を持たなかったりすることはよくありますし，そうした行動が問題を引き起こします。治療の初期に患者さんが直面するのは，本人にとって別人格の言動は他人事でも，周囲も社会もそうは扱ってくれないという，ある意味で厳しく理不尽な現実です。別人格の振る舞いについての責任が問われるという現実を，受け入れなくてはならないのです。もちろん別人格の取った行動を，自分自身は全く知らない，あるいはほとんど覚えていないとすれば，その責任を取らさ

れることに不満を覚えても当然ですし，理屈に合わないことでしょう。し
かし現代社会では，世界のどこを探しても，異なる人格の振る舞いに対し
て，それぞれの人格にのみ責任を負わせるような法体系はありません。そ
して「連帯責任」が発生するという現実がある以上，それに対応するため
にも，他の人格の振る舞いを知ることはとても大切になります。

主要な交代人格たちとの出会い——患者さんの世界で何が起きているのか

　治療関係が形成され始めた段階で，患者さんの心の世界で一体何が起き
ているのか，患者さんと一緒に把握する必要があります。交代人格にはど
のような主要メンバーがいて，いつどのような状況で活動し，どのように
して人格の交代が起きているのか。どの人格のどんな振る舞いに問題が生
じているのか。これは従来言われていた，存在する交代人格たちを詳細に
調べていく「マッピング」とは異なります。そうした作業が必要になる場
合もあるかもしれませんが，まずは患者さんの中に存在する主要メンバー
の動きを，その影響の大きさの順に大まかに知るプロセスが優先されま
す。

　例えば A さん（主人格）が職場での仕事を担当し，比較的安定した生
活を送っていたとします。ところが上司とのトラブルがあってから，職場
では時々 B さんという子ども人格が出るようになってしまいました。さ
らに A さんの中には過去に自殺未遂や自傷行為を引き起こした人格 C が
存在し，しばらくは姿を見せずにいる，という状況を考えてみましょう。
ここでは A・B・C という主要人格が登場していることになります。もし
かするとこれ以外にも，時々登場する冷静な人格 D，さらに幼少期の人格
E の存在が明らかになるかもしれません。ですが，ひとまず今起きている
問題に関わっている人は，主として A さん，B さん，C さんということ
になります。そこで治療者としては，できるだけこれらの人格それぞれと
話す必要があります。

　具体的には，Ａさんが一日のどのような時間に出ていて，それは起きている時間の何パーセント程度を占めるのか，Ｂさんが出るのはどれくらいの頻度で，主として誰の前で出るのか，またＣさんが出現して行動を起こすことで過去に何が起きたのか，Ｃさんを刺激する要因として何があるのか，Ｃさんが出た時にはどう対処してきたか，などを把握します。そしてＡさん，Ｂさん，Ｃさんの間でそれらの情報をしっかり共有できているかどうかを確認するのです。

　治療者がＣさんのような激しい行動化を繰り返す人格との適切な関係を形成することは，特に重要です。彼（または彼女）とうまく接触できれば，治療の進展につながりやすくなります。特定の人格がたびたび自分を傷つけ他者への攻撃をやめない場合，それは主人格の自覚できない情動を表出するための行動化である可能性もあります。そしてその事情を直接Ｃさんから聞くことには大きな意味があります。

　ただしＣさんのような人格との接触はそう簡単にいかないこともあり，それを急ぐことは，場合によって治療的とは言えません。なぜなら激しい人格は過去に深刻なトラウマを抱えていることが多く，その人格と関わることは深刻な記憶そのものを蘇らせることにつながるからです。このように深い闇を抱え，激しい感情と破壊性を秘めた「黒幕人格」の詳細については，第6章で述べたとおりです。

2. トラウマに向かい合う

　過去にトラウマを体験している患者さんとの治療では，それをどう取り扱うかという難しさがあります。性被害に遭った女性の患者さんが男性を見るだけで恐怖を覚え，暴力を受けた患者さんが身体のその部位の痛みを感じるなど，当時の体験に直接関連する症状は少なくないものです。面接中であっても，何らかのきっかけでトラウマ体験のフラッシュバックが起

こり，患者さんがパニックに陥ることがあります。その多くは恐怖を伴い，怒り，悲しみ，嫌悪など，多様な負の感情が活性化されます。

　トラウマの加害者が親兄弟や恋人など親密な人物であれば，患者さんの心はいっそう複雑な状態に陥ります。相手に対する愛着や思慕の感覚と同時に，それとは相反する恐怖や怒りの感情が沸き起こるため，強い両価的な情動が一つの心に収まりきらず，その衝撃の大きさに一旦は「心が壊れた」状態になると考えられます。これは「心理的な解体」や「断片化」という言葉でしばしば説明されるように，連続性に欠ける，バラバラでまとまりのない状態です。時間や空間の感覚が失われ，自分がどこにいるのかわからなくなったり，見えないはずのものが見えたり，聞こえないはずの音や声が聞こえたりします。言うまでもなく，これは患者さんにとって非常に恐ろしい体験です。

　サンドール・フェレンツィという分析家は，近親姦の事例において，出来事の後の加害者の矛盾した振る舞いが被害者をいっそう混乱させ，加害者の罪悪感の取り入れが起こると解説しています（Ferenczi, 1933 森ほか訳，2007）。例えば，それまでは子どもに対して普段とは異なる優しい声をかけていたにもかかわらず，急に冷たく突き放し，何もなかったかのような態度を取るなどの行動です。加害者の側が罪悪感に耐えきれず，虐待の事実を強く否認するのです。これにより患者さんは，「自分が悪いことをしたのでは」「自分のせいで親を不快にさせたのでは」などと考え，出来事の責任が自分自身にあると錯覚します。深刻な被害の体験は，こうして他者に対してだけでなく，自分自身に対する基本的な信頼の感覚を壊してしまいます。治療ではこのような信頼や安全の感覚を取り戻すことが必要であり，そのためにいったんトラウマが発生した過去に立ち返り，それがいかに苦しく辛い体験であったかを患者さんが自ら理解したうえで，心を立て直す作業に取り組みます。

　治療の過程で DID の症状を取り上げ，さまざまな人格と関わりを持つことは，結果的に患者さんの持つ過去のトラウマ記憶を扱うことになる可

能性があると，意識しておくべきでしょう。交代人格の多くが過去のトラウマを背負っているために，直接的な行動や体の状態にそれが表れることもあります。関わりを求めて出てくる子どもの人格も，甘えたい，遊びたい，わがままを言いたい，でもそれが十分に表現できなかったという子どもの頃の苦しみを担っていると言えます。あるいは泣き叫び，恐怖に怯える幼児の人格は，まさに幼少時に体験した何らかのトラウマを，その場で追体験している状態だと考えられます。さまざまな形で表現されるトラウマとどう向き合い，それを取り上げていくかについて，ひとつの例を見てみましょう。

◆自責感に悩むワコさん（30代女性，パート勤務，主婦）

　幼い頃に実の父親から数年にわたる性被害を受けたワコさんは，普段は怖い父親がその時には優しい態度になることに気づいていました。その頃の出来事はほとんど記憶として残らず，代わりにワコさんの中にいくつかの人格が形成されていきました。母親はワコさんの父親である夫に対し冷淡で，両親はワコさんが小学校低学年の時に離婚しました。

　ワコさんは母親に引き取られましたが，その後父親は再婚し，新たな家庭を持ちました。ワコさんは冷淡な母親と暮らしながらも，時々父親のことを思い出しましたが，父に会うことは母から禁じられていました。学校では突然暴力的になり備品を壊したりするものの，それを覚えていない，などの問題が起こるようになりました。本人も気づかないうちに頻繁にリストカットし，夜中に父親の新しい家のある方向に歩き出し，途中で気がつき，母親に連れ戻されることもありました。ただし精神科を受診することは一度もなく，当人も周囲も何が起きているのか理解できないでいました。

　高校を卒業して親元を離れたワコさんには，恋人といるときにしばしば子どもの人格が現れるようになりました。その後は幸いにも理解のあ

る男性と結婚し，二人の子どもに恵まれ，いくらか安定した生活を送るようになりました。ところがしばらくして暴力的な人格が出現するようになり，ワコさんの状態を心配した夫は，積極的に医療関係の情報を集めました。最終的には解離性障害を疑い，30 代半ばで専門の治療者のもとにたどりつきました。

　治療者はワコさんの話を聞き，彼女の中に存在するいくつかの人格を把握し，彼女の人生に何が起きていたのかという理解を伝えました。父親からの性被害の詳細については，特定の人格だけが記憶を持っていたため，その事実を「ある出来事」と名付け，慎重に取り上げながら話し合いを重ねていきました。やがてその事実を認識するようになったワコさんは，父から受けた行為への憤りと嫌悪感が強くなる一方で，父の優しさを求める気持ちが自分の中にあったと気づき，自己嫌悪と罪悪感を抱いていることが明らかになりました。

　治療を通して患者さんは，症状形成に関わる一連の出来事を治療者と共に振り返り，自らに起きた事柄の経過とそこに生じた感情体験のつながりを整理し直します。こうした体験の再構成が，治療の大きな目標のひとつです。かつて彼らは自身の置かれた状況に対して無力であり，受け身的に苦痛を引き受けていました。そうしなければ事態はさらに悪化し，ますます身の危険にさらされるという恐怖の中で，自己犠牲的に振る舞い続けてきたのです。苦痛が通り過ぎるのをじっと耐え忍んでいることもあれば，なかば自暴自棄になり，自ら苦痛に身を投じていることさえあります。いずれにしても「そうせざるを得なかった」当時の状況の全体像を，患者さん自身が理解することが重要です。

　トラウマ体験の渦中において患者さんは孤独であり，助けを求めることができず，ただ一人放り出されたように感じています。その再現となるフラッシュバックに見舞われてパニックに陥っている患者さんに対し，治療者は安全と安心の感覚を育めるよう働きかけます。被害の現場に当時の状

態のまま引き戻された心に呼びかけ，苦痛から脱するのを手助けしながら，現実に引き戻すよう支援します。それを繰り返すことで，少しずつですが，彼らは「生きた心地」を持てるようになるのです。深刻なトラウマを抱えフラッシュバックに苛まれ続けている患者さんは，まさに生きた心地のしない日々を過ごしています。その苦しみは表から見えにくく，それが患者さんの孤独感をさらに悪化させているのです。

　これらの介入がトラウマ記憶に変化をもたらすことができれば，交代人格の行動化は徐々に減少し，トラウマを抱えた人格は表に出なくなり，その記憶は沈静化します。これが休火山（岡野，2011）の状態です。特異な症状は消失し，かつてはフラッシュバックが起きた状況であっても，次第に問題なく過ごせるようになります。人格同士の記憶や感情が共有され，交代人格が担っていた特性が，主人格の中に取り入れられることもあります。こうして人格の融合が起こることもあり，患者さんは徐々に豊かな情緒を取り戻していきます。怒るべき場面で怒りを感じることのできなかった人がそれを実感し，怒ったり泣いたりと自然な感情を表出できるようになり，健康な心の働きが活発になると期待できます。

　次に紹介するのは，繰り返されるフラッシュバック発作への対応を続けることで，トラウマ記憶の暴走が収まっていった事例です。

◆暴力を受けた体験を持つミノリさん（20代女性，契約社員）

　ミノリさんは面接の最中にフラッシュバックに襲われて，突然泣きだし不安と混乱の中で暴れ，自分の体を壁に打ちつけようとしました。夫が付き添って来院していたため，治療者は待合室から夫を呼び入れ，一緒にミノリさんの体を支え，肩を抱えながらゆっくりと声をかけました。今ここに加害者はおらず，恐ろしいことは起こらないと伝え，安心するようにと繰り返し言葉をかけました。ミノリさんは号泣して暴れ何度も同じことをしようとしましたが，治療者はそれを制止し，たびたび

話しかけました。

　やがてミノリさんは落ち着きを取り戻し，その後意識を失いました。目覚めた時には暴れた記憶はなく，治療者に説明されても思い出せませんでした。この出来事があってから，暴力を受けた場面のフラッシュバックは起こらなくなりました。治療のプロセスでは，他のトラウマ記憶のフラッシュバックも幾度となく生じましたが，このような対応を 1 年ほど続けるうちに，徐々にその頻度は減っていきました。

3.　中期から後期の課題

　ここでは治療の中期から後期における課題について述べましょう。

　目まぐるしい人格交代が収まってくると，患者さんの日常生活は一見穏やかになります。治療が進んだ際の特徴のひとつは，怒りや恐怖，憎しみや嫌悪といったネガティブな感情を実感できなかった主人格が，徐々にそれらの感情を表現できるようになることです。ただしそこにはやはり個人差があり，主人格が相変わらずそれらの感情を別人格に託すこともあります。その意味では，この中期—後期の治療過程に進む患者さんのスピードには，人によってかなりの差があると言えます。

　別人格が引き受けていた不安や葛藤を主人格が直接体験するようになると，それまでとは質の異なる抑うつや無力感に襲われるようになります。トラウマそのものがもたらす苦しみから解放された分，自分という存在を連続して体感することに，違和感や疲れを覚えるようにもなります。「交代してくれる人たちがいるって，こんなに楽なことだったんだ」という感想を述べる患者さんもいます。この時期にも何かのきっかけで交代人格が現れることはあり，特別な理由がなくても，まるで冬眠から覚めたように，以前によく出ていた人格がひょっこりと顔を出すこともあります。のちにそれを聞いた患者さんが混乱し，自分が以前の状態に戻ってしまうの

ではないかと恐れることもあれば，人格の再来を懐かしく感じることもあるようです。

　こうして「私は誰なのか？」という患者さんの問いは続きますが，自分が連続した存在であることの違和感が薄れてきた頃には，治療もまた個人の心理療法の様相を帯びるようになり，治療者も一人の人物と連続して関わっていると感じるようになります。

　患者さんは次第に現実を客観的に把握できるようになり，それゆえの悩みも増えていきます。結果として，就職，結婚，子育てなどライフスタイルの新しい局面を迎えることもあります。それらの経験が患者さんの心のまとまりを促し，全人格的な成長を遂げることは多いものです。さらに本人の変化を受けて家族や周囲との関わりも変わってきます。悩みの内容も一般の人々と同じような日常的な困り事へと移り進み，健康な人の日常生活に近づいていきます。個人としての生活が整い，社会的に認められることで，最後まで残っていた交代人格が満足を得て消えていくこともあります。

　ただしこうした安定が訪れたなかでも，長期にわたり一切姿を見せなかった交代人格が，再び表に現れることもあります。ライフイベントや大きな環境変化の際に，交代人格の助けが必要になるからかもしれませんし，明確な理由が見当たらないこともあるようです。

　そのような実情を考えると，交代人格が全ていなくなり，一つのまとまった人格状態になる「統合」が治療の最終的な目標なのか？ という疑問が生まれます。その結論を下すのは，慎重になるべきでしょう。複数の人格が共存しながら，うまく日常生活のバランスを取り，幸福な日々を送るという姿も，ひとつの望ましい形とみることができます。最も大切なのは，一人一人の患者さんにとって，より豊かでその人らしい生き方を見つけ出していくことです。人格交代の存在をどのように理解し，治療目標をどう設定するかは，今後もさらに議論されるべきテーマと言えます。

妊娠と出産について

　DID の症状を呈して治療を受ける患者さんには 10 代から 30 代ごろの女性も多く，パートナーや配偶者を得て妊娠や出産を経験する機会が訪れることもあります。解離の治療が進み，それぞれの人格が安定を取り戻してくれば，妊娠や出産を考える可能性も当然出てきますし，さまざまな理由からそれを考えざるを得ないこともあるでしょう。また実際に幼な子を抱えた状態で，治療や相談に来られる方もいます。子育ての過程で小さい頃の自分が想起され，それが交代人格の出現につながることもあり，自身の症状だけでなく，子どもや家族との関わり方にも悩むようになるからです。

　DID の患者さんから，子育てをするうえで最も多く聞かれるのは，「自分はこの子を脅かすことになるのではないか，傷つけるのではないか」という懸念の声です。周囲の人々がそれを心配することもあります。それは十分理解できる懸念であり，実際に彼女たちの交代人格が過去に物を破壊したり，他人を脅かしたりする問題が起きていた場合，その恐れはより現実的なものになります。

　この懸念に対して筆者らは，やや楽観的な見解を持っています。DID の患者さんに数多く出会ってきた経験の中で，母親が子どもにあからさまな危害を加えたというエピソードを聞いたことがありません。治療を受けにくる患者さんたちの心の奥底に，他者との温かい関係を求める希求性が潜在していることも関係あるかもしれません。また健康な母親には，幼い我が子を傷つけないという行動が本能的に刷り込まれているためか，実際には患者さんにも，それが生じないようにさまざまな抑止が働くようです。これは人間以外の下等な生物にまで深く刻まれた行動です。とはいえ，母親による嬰児殺しの例を私たちは知っていますし，「コインロッカーベイビー」という言葉も耳にしたことがあるでしょう。それらの多くは，何らかの理由で自身も乳児期に十分な愛着を得られなかった生い立ち

の母親です。あるいは「産後精神病」という重篤な状態で，例えば子ども
を悪魔から守るために自分から手をかけるといった，通常では考えられな
いような妄想にとらわれて生じる不幸なケースもあります。DID の患者
さんがそのような状態になることは滅多にありません。

　ただしこれとは別に，母親が人格交代して，黒幕的な振る舞いをする状
況を子どもが目撃することは起こりえます。特に物心のついた子どもが母
親のさまざまな人格に接するようになると，「お母さんは悪いことをして
いる」と感じ取ることもあるようです。多くの場合別人格には，その子が
自分の子どもであるという認識がなく，扱いもぞんざいになるために，子
どものほうで直感的に「この人はお母さんとは違う人だ」と識別し，互い
に関わりを持たなくなる場合もあります。

　なかには「DID が自分の子どもに遺伝するのではないか？」と心配す
る方もいますが，これも不必要な懸念と言えるでしょう。言うまでもな
く，解離性障害の発症は遺伝負因によるものではありません。また環境因
から見ても，DID の患者さんは，一般的に子どもを含めた他人の気持ち
を敏感に察知し，それに合わせる（合わせ過ぎる）傾向にあるため，その
子どもには同様の病理が成立しにくいと考えられます。

　DID の当事者や家族からの「子どもを持っていいでしょうか？」とい
う問いかけに対して，私たちは「自分の子どもを傷つけてしまうのではな
いかという懸念を，DID の患者さんは過剰に持ち過ぎる傾向があるよう
です」と伝え，できるだけ多くの情報を提供したうえで，ご本人たちの判
断に任せることにしています。また子どもを育てるときにパートナーや配
偶者の協力は欠かせないため，カップルの関係性への理解を踏まえて，総
合的な意見やアドバイスを伝えています。子育て中の患者さんたちについ
て，いくつかのケースの経過を見てみましょう。

◆自分を通報したヨウカさん（20 代女性，主婦）

　DID のヨウカさんは治療を受けており，3 歳児の母親でもあります。
ある日彼女を担当する保健師さんから，ヨウカさんについての意見を聞
きたいという問い合わせが，治療者に入りました。近隣の住人から，ヨ
ウカさんが大声で 3 歳の男児を叱る声が聞こえるので心配だ，という電
話が入ったというのです。

　治療者も心配になり，ヨウカさん本人にその懸念を伝えたところ，自
分がこの子を叩くのではないか，と常に不安を抱いていることがわかり
ました。実際夫に似てのんびりした性格の息子を見ていて頻繁に苛立た
しくなり，時々思わず大声で怒鳴ってしまうこともあると話しました。

　ところが後になって，通報したのはどうやら本人の交代人格であった
ことが判明しました。人格がヨウカさんの行動を不安に思っての通報だ
ったようです。ヨウカさんは今も子育てを継続中で，子どもへの愛情を
深く感じているということです。

◆母になったタマミさん（30 代女性，主婦）

　かつて DID の診断を受けたタマミさんは，長い間の治療を通して徐々
に病状が改善していきました。日常生活に支障をきたすような激しい症
状は消失し，無事に社会生活を送れるようになりました。治療者や夫の
前では子ども人格が時々現れて甘えることがありましたが，妊娠がわか
った頃から母になるという意識が芽生え，穏やかな喜びに満ちた時間を
過ごすようになりました。やがて子ども人格も現れなくなり，出産や育
児の準備に忙しい時期を迎えました。

　出産により治療はいったん中断となり，しばらくして乳児を連れたタ
マミさんが治療者のもとに挨拶に訪れました。子育てを通してタマミさ
んは充実感を味わい，自分の親との間に起きたことを，客観的に捉え直

すことができるようになっていました。育児が一段落し，治療を再開するかどうか迷っているうちに夫の転勤が決まり，遠方に転居することになりました。

　当初は治療者から離れることに不安を抱いていたタマミさんも，我が子の成長の様子を目の当たりにして，次第に自信を持てるようになりました。引っ越しが近づいたある日，タマミさんは再び治療者に会いに来て，新しい土地で家族三人の生活を始める心の準備ができたと話しました。その数年後にはタマミさんから治療者に，家族の写真を同封した便りが届きました。小さな子どもの母親として忙しくも落ち着いた日々を送れていると，そこには書かれていました。

トラウマ記憶が蘇る事態

　性被害など事件性のあるトラウマ体験を持つ患者さんでは，加害者の逮捕や訃報を受けて，辛い記憶を呼び覚まされることがあります。当時の体験が生々しく蘇ることで怒りや恐怖に苛まれると，時にはそれまで落ち着いていた状態が一気に悪化します。加害者が亡くなった後に，相手に怒りを突きつける機会を失ったという絶望や無力感に襲われる人もいます。加害者との接触やそれに関する情報を見聞きすることは，トラウマの再浮上につながり，患者さんを過去に引き戻すのです。

　例えば幼少時に性的なトラウマを負わせていた人物が，年月を経て告訴の対象となり，たまたまそれを知ってしまう，という場合もあります。過去のこととして一旦は忘れたと思っていた記憶が蘇り，さまざまな思いが交錯します。患者さんと加害者が以前から顔見知りで一定以上に親密であった際には，相手に向けていた思慕や信頼を裏切られたという傷つきで，トラウマ体験もいっそう深刻になる危険があります。そのような事態を受けて混乱した患者さんに対し，治療者がとった対応の一例を紹介します。

◆サトルさん（30 代男性，事務職）

　サトルさんは，思春期に受けた暴力の加害者がある凶悪な事件で捕まったという報道を，テレビで目にしました。ニュース映像に映し出された加害者の姿を見た途端，忘れていた当時の光景が蘇り，パニック発作を起こしてその場に倒れました。その後は情緒不安定になり，仕事も休みがちになりました。サトルさんは加害者に「復讐したい」という思いから，事件の被害者の会に入りたいと考えました。相談を受けた治療者は彼の考え自体は支持しましたが，それを行動に移すことが，加害者に関わるトラウマ記憶をさらに引き起こす危険を感じ，それをサトルさんに伝えました。

　治療者との話し合いを通して，サトルさんはこれまで意識してこなかった「復讐心」について思いを巡らせました。自分の中に加害者への怒りだけでなく，信頼や期待もあり，それを裏切られたという気持ちが重なり，より複雑な感情があることに気づきました。この感情を客観的に見つめて整理するために，サトルさんは事件に関する情報を見聞きするのをやめました。その後パニックの発作を起こすことはなくなり，サトルさんの日常生活は落ち着いたものになりました。

解離性障害と自己表現

　DID の治療過程は，それまで日の当たる場所に出られずにいた自己内の別の意識や感情を見つけ出し，それを表現してなおかつ安全に生きていけるように内面を立て直すプロセスでもあります。治療の進展に伴い，さまざまな理由から抑制されてきた表現の欲求が，具体的な形を取り始めることもあります。多くの患者さんが演劇や演奏などの表現活動や，多種多様な創作活動に親しむのは，そのような心の動きと関係するのかもしれません。それらは自己の存在を確認するのに役立つばかりではなく，生きる

ためのエネルギーを生み出す基盤となります。

　一方でこうした自己を表現する活動をめぐり，アンビバレンツを体験し，苦しむ人もいます。他者からの評価を求める気持ちが強い一方で，それに対する過度な恐れもまた抱いており，その狭間で納得のいく表現方法を求め，悩み苦しむのです。このことは，DID の主たる人格が一般的に自己抑制的でありながら，反対に交代人格は感情表現が豊かでかつ気が強いといった傾向を持つことを思い起こさせます。この対比は，自分を表すことに対する人格全体のアンビバレンツを示しているかのようです。

　患者さんの自己表現は，交代人格ごとに固有な形を取ることも一般的です。例えば歌のうまい人格は，やはり他の人格には真似のできない技量を持っています。一人の患者さんの中に英語が流暢な人格もいれば，いつまでたっても語学が苦手な人格がいることもあります。その意味で患者さんの自己表現には，人格ごとの時間の割り当てや譲り合いといった，協力体制が欠かせない面もあります。

　人格ごとに得意分野が異なるのは珍しくないことですが，日常生活の中で同じ交代人格が頻繁に表に出ることが続くと，その人格が疲れきってしまい，しばらく出られなくなることがあります。例えば絵を描くことの得意な人格が出ているときに，周囲にそれを知られることになり，挿し絵の仕事を頼まれて評判になり，次々と注文が入ることになったとします。しばらくの間，その人格は頼まれた絵を描く作業を続けるものの，やがて力尽きて中に入り，出てこられなくなってしまう……ということも起こります。交代人格の表現はその人格に特有だとしても，エネルギーの配分としては限られており，限定的でもあるのです。そう考えると，個々の人格の満足だけを目指すのではなく，人格全体のバランスや調和があって初めて，患者さんの幸せが見えてくるのかもしれません。

　いずれにしても，患者さんにとって表現活動は生きるうえでの大きな支えになるだけでなく，彼らが潜在的に備えている能力を発揮する機会にもなりえます。治療者が心理的な支援を通して患者さんの自己表現を手助け

することができるのなら，もちろんそうするのがよいでしょう。

4.　解離への偏見に立ち向かう──詐病や演技との鑑別をめぐって

　DID に関する一般の理解が広がりつつある現在でも，そこに詐病や演技が潜んでいることはないのか？ という疑いを持つ人は極めて多いという現実があります。一見疾病利得があるように見える場合はなおさらのこと，それが見当たらないとしても，詐病や演技を信じて疑わない心理はなくなりません。これは医療関係者の中にもしばしばみられます。また犯罪が絡む場合には，それが交代人格の支配下で行われたという主張に対し，「それは演技ではないか？」「詐病ではないか？」という原告側の反論がほぼ確実になされることは避けがたいところでしょう。

　それとは別に患者さんが過酷な現実を生き抜くために，多様な工夫を凝らした結果として，取り繕ったり演技をしたりすることもあります。例えば交代人格 B さんの状態で，主人格である A さんのふりをする，という事態も起こります。周囲を混乱させないため，あるいは自分がおかしいと思われないため，という理由で，こうした行為がしばしば生じます。それが裏目に出ると，その人の症状の全てが演技であると誤解されてしまう，という悪循環に陥ります。しかし健康な人が何らかの目的のために人格交代の演技をし続けるのは，そう簡単ではありません。明らかな詐病の場合，専門家の前でそれは早々に露呈するものです。

　もうひとつの問題として，当の患者さん自身がその症状を「自分の思い込みによる演技ではないか？」と疑ってしまうことがあります。自分の知らない間に自分が行動してしまうという事実は，本人にとってかなり奇妙な体験であり，場合によっては著しい違和感や恐怖感を引き起こします。人格交代が起きているらしいと気づいた当初は，自身でもそれを認めることができず，まして他者に打ち明けるのはかなりの勇気がいるものです。

そのため診断名を持つ障害であると専門家に告げられたとしても，なかなか実感を持てない人が少なくないのでしょう。

　また患者さんの多くは「これは病気ではなく，自分の気持ちの弱さからくるものではないか？」と疑う傾向があります。そこには病状の深刻さを認めたくない気持ちもあるかもしれません。またいったん病識を持った後にも「やはり自分は普通なのでは」と思い直し，治療の必要性を見失いかけることもあります。いずれも第４章でも述べたような，自分への不信感や「自己喪失」の問題です。しかしながら，DIDが疑われる患者さんに出会うなかで，あからさまな演技や詐病を見出すことは極めて例外的であり，むしろその症状の重大さに気づかないまま自分を責め続けている人たちに巡り会うほうが，圧倒的に多いのです。

　治療者が患者さんを信じることができず騙されているのではないかと思う場合には，治療者側の否認が働いている可能性も否定できません。一人の人の心の中に複数の人格が存在するという事実が，私たちの一般的な常識を超えていることも一因でしょう。また虐待をはじめとする深刻なトラウマを見聞きすると，人はその凄惨さに圧倒され「できればなかったことにしたい」と感じ，無意識にそこから目を背けようとします。患者さんの抱く不信感や無力感に揺さぶられると，治療者もまた同じ思いに襲われ，何もかも信じられないような気持ちになることさえあります。これこそが，まさに患者さんたちが体験してきた絶望的な不信感なのです。このように私たち治療者は，常に自身の果たすべき役割を見失う危険と隣り合わせです。患者さんの抱く絶望に寄り添うことが辛いあまりに，彼らの苦しみから目を背けてはいないか，時には自らに問いかけてみる必要があるでしょう。

　これまでも述べてきたように，患者さんは治療を通して症状を克服し，新たな道を切り開くこともある一方で，人によってはトラウマに奪われた人生の時間を振り返り，取り返しのつかない悔しさ，やり場のない怒り，無力感や絶望に見舞われることもあります。この苦しみを乗り越える作業

に取り組むには，患者さんも治療者もあらためて心の準備が必要です。

　中期から後期の課題でも触れたように，人格が完全に統合された状態を最終目標と考えるのは，必ずしも現実的ではありません。このことは米国のDID治療の権威であるフランク・パトナムも指摘しています（Putnum, 1989 安・中井訳, 2000）。とはいえ，完全な統合とは断定できないまでも，突然の交代人格の出現に煩わされていたことが嘘のように，穏やかな日々が訪れることもあります。この段階で治療をいったん終結することもあれば，その後の課題に取り組むために継続することもあります。それまでの苦しみによって奪われた時間とエネルギーについて振り返り，これからの生き方について考えたいと患者さんが願う時，治療者が少しでも役に立てるのであれば，その過程に寄り添うのは価値あることと言えるでしょう。

付 録

付録 1

黒幕人格が形成される過程について

　黒幕人格について本文の中であまり明確には論じていなかったことがあります。それは，いったいそのような現象が人間の脳の中でどのようにして生じるのか，ということです。もちろん脳の中に人格が宿るということそのものが極めて不思議な現象です。しかし，例えば夢に誰かが出てきて自分が想像もしないような行動を取ることがありますが，それも人格が脳に宿った状態と言えます。このように本来私たちの脳で起きていることは考えだすと不思議なことばかりでわからないことだらけなのです。

　黒幕人格がどのように形成されるかも，詳しいことがわからない以上はある種の想像を働かせるしかありません。しかし，それによりいくつかの仮説のようなものが生まれ，仮説は仮説なりにそれらを頭の隅に置いておくことで，臨床的な理解の深まりを助けてくれます。そもそもそうした仮説は，臨床で出合うさまざまな現象や逸話をもとに，それらをうまく説明するように作り上げられたものなのです。

1. 黒幕人格と「攻撃者との同一化」

　黒幕人格に出会うことで一つ確かになることがあります。それは人格は

基本的には「本人」とは異なる存在，いわば他者だということです。ここで私がいう「本人」とは，いわゆる主人格や基本人格など，その人として普段振る舞っている人格のことです。「黒幕人格」以外の，基本的には自分たちを大切にしている人格たちという意味だと考えてください。「本人」は自分がしたいことをし，身に危険が迫ればそれを回避するでしょう。しかし「黒幕さん」（こういう呼び方も使いましょう）は「本人」に無頓着な振る舞いを示し，しばしば「本人」たちの生活を破壊したり，その体に傷をつけたりします。そして「黒幕さん」が去った後，「本人」は何か嵐のような出来事が起きたらしいということ，それにより多くのものを失い，周囲の人々に迷惑をかけてしまった可能性があること，さらに周囲の多くの人は自分がその責任を取るべきだと考えていることを知ります。それは「黒幕さん」の行動の多くが攻撃性，破壊性を伴うからです。その意味で「黒幕さん」はやっかいな存在とも言えるでしょう。ただし彼らのことを深く知ると，多くの場合，その背後には悲しみや恨みの感情が隠されていることが見えてきます。いったいなぜ「本人」が困ったり悲しんだりするような行動を「黒幕さん」たちはしてしまうのでしょうか？彼らが示す怒りとはどこから来るのでしょうか。

　この「黒幕人格」がどのように成立するかに関して，ひとつの仮説として「攻撃者との同一化」というプロセスが論じられることがあります。「攻撃者との同一化」とは，もともとは精神分析の概念ですが，児童虐待などで起こる現象を表すときにも用いられることがあります。攻撃者から与えられる恐怖を伴う体験が，限界を超え，対処不能なとき，被害者は無力感や絶望感に陥ります。そして，攻撃者の意図や行動を読み取って，それを自分の中に取り入れ，同一化することによって，攻撃者を外部にいる怖いものでなくす，というわけです。

　この「攻撃者との同一化」という考えは，フロイトの時代，1933年に彼の親友でもあった分析家サンドール・フェレンツィが提唱したものですが（Ferenczi, 1933/1949），一般にはフロイトの末娘であり分析家だった

アンナ・フロイト（1936）が提出したと理解されることが少なくありません。彼女の「自我と防衛機制」（Freud, A., 1936）にも防衛機制のひとつとして記載されており，「攻撃者の衣を借りることで，その性質を帯び，それを真似することで，子供は脅かされている人から，脅かす人に変身する。」（Freud, A., 1936 黒丸・中野訳 , 1998, p.113）と説明されています。しかしその説明はフェレンツィのオリジナルの考えとは大きく異なっています（Frankel, 2002）。フェレンツィは「子供が攻撃者になり替わる」とは言っていません。彼が描いているのはむしろ，一瞬にして攻撃者に心を乗っ取られてしまうということなのです。

　フェレンツィがこの概念を提出した「大人と子供の間の言葉の混乱」を少し追ってみましょう。

　　　「彼らの最初の衝動はこうでしょう。拒絶，憎悪，嫌悪，精一杯の防衛。『ちがう，ちがう，ほしいのはこれではない，激しすぎる，苦しい』といったたぐいのものが直後の反応でしょう。恐ろしい不安によって麻痺していなければ，です。子供は，身体的にも道徳的にも絶望を感じ，彼らの人格は，せめて思考のなかで抵抗するに十分な堅固さをまだ持ち合わせていないので，大人の圧倒する力と権威が彼らを沈黙させ，感覚を奪ってしまいます。しかし同じ不安がある頂点にまで達すると，攻撃者の意思に服従させ，攻撃者のあらゆる欲望の動きを汲み取り，それに従わせ，自らを忘れ去って攻撃者に完全に同一化させます。同一化によって，いわば攻撃者の取り入れによって，攻撃者は外的現実としては消えてしまい，心の外部ではなく内部に位置づけられます。」（Ferenczi, 1933/1949 森ほか訳 , 2007, p.144-145）

　このようにトラウマの犠牲になった子どもはむしろ服従し，自らの意思を攻撃者のそれに同一化します。そしてそれは犠牲者の人格形成や精神病理に重大な影響を及ぼすことになるのです。フェレンツィはこの機制を特

に解離の病理に限定して述べたわけではありません。しかし多重人格を示す症例において、この「攻撃者との同一化」は、彼らが攻撃的ないしは自虐的な人格部分を形成するうえでの主要なメカニズムとする立場もあります。

　例えば父親に「お前はどうしようもないやつだ！」と怒鳴られ、叩かれているときの子どもを考えましょう。彼が「そうだ、自分はどうしようもないやつだ、叩かれるのは当たり前のことだ」と思うこと、これがフェレンツィのいう「攻撃者との同一化」です。このプロセスはあたかも父親の人格が入り込んで、交代人格を形成しているかのようでもあり実に不思議な現象です。もちろん全ての人にこのようなことが起こるわけではありませんが、ごく一部の解離傾向の高い人にはこのプロセスが生じる可能性があります。

　ここで子どもの「攻撃者への同一化」のプロセスのどこが不思議なのかについて改めて考えましょう。私たちは普通は「自分は自分だ」という感覚を持っています。私の名前がＡなら、私はＡであり、目の前にいるのは私の父親であり、自分とは違う人間だという認識は当然あります。ところがこのプロセスでは、同時に私Ａは父親に成り代わり、彼の体験をしていることになります。そしてその父親が叱っている相手は私自身なのです。自分が他人に成り代わって自分を叱る？　いったいどのようにしてなのでしょう？　何か頭がこんがらがってくるような状況ですね。この通常ならありえないような同一化が生じるのが、解離性障害なのです。

　この同一化がいかに奇妙なことかを、もっと普通の同一化のケースと比較しながら考えましょう。赤ちゃんが母親に同一化をするとします。母親が笑ったら自分も嬉しくなる、痛いといったら自分も痛みを感じる、という具合にです。ところが母親が自分に何かを働きかけてきたらどうでしょう？　例えば母親が自分を撫でてくれたら、自分は撫でられる対象となります。撫でられるという感覚は、それが他者により自分になされるという方向性を持つことで体験が生じます。その際、自分は母親にとっての対象

（つまり相手）の位置に留まらなくてはなりません。これが「〜される」という体験です。それは基本的に自分から能動性を発揮しなくても、いわば「じっとしている」ことで自然に体験されることです。このように他者が能動性を発揮して自分に何かを行うとき、人は普通一時的にではあれ、相手との同一化を保留します。つまり受動モードにとどまるわけですが、これにはそれなりの意味があります。試しに自分で頭を撫でてみてください。全然気持ちよくないでしょう。その際には小脳その他の経路を通して「自分が自分を触ったときに得られるであろう感覚を差し引く」という操作が行われているそうです。だから自分で自分を抱きしめても少しも気持ちがよくないわけです。ただし誰かに侵害された、という感じもしないわけですが。もちろん自慰行為などの例外もあります。

　ところがある特殊な条件のもとで心の中にいわばバーチャルな意識や能動体が形成され、その部分に何かをされると、心は「受動モードにとどまる」という状態になります。つまりそれが別人格の形成であり、その人格に触れられると「触られた」という受動的な感覚が起こりうるというわけです。実に不思議な現象ですが、それが先ほどの自分を叱る父親に対して同一化をするという例と同様な状態と考えられます。そしておそらくはこの「攻撃者との同一化」のプロセスで生まれた人格が黒幕人格の原型と考えられるのです。

　この「攻撃者との同一化」は、一種の体外離脱体験のような形を取ることもあります。子どもが父親に厳しく叱られたり虐待されたりする状況を考えましょう。子どもがその父親に同一化を起こした際、その視線はおそらく外から子どもに注がれています。実際にはいわば上から自分を見下ろしているような体験になることが多いようです。なぜこのようなことが可能かはわかりませんが、おそらくある体験が自分自身でこれ以上許容不可能になるとき、このような不思議な形での自己のスプリッティングが起こるようです。実際にこれまでにないような恐怖や感動を体験している際に、多くの人がこの不思議な体験を持ち、記憶しています。これは特に解

離性障害を有する人に限ったことではありませんし，また誰かから攻撃された場合にも限りません。例えば，ピアノを一心不乱で演奏しているときに，その自分を見下ろすような体験を持つ人もいます。しかし将来，解離性障害に発展する人の場合には，自分の中に自分の片割れができたような状態となり，その二人が対話をしつつ物事を体験していたり，お互いが気配を感じつつも外に出るのはどちらか一方のみという体験をしていたりします。後者の場合はＡが出ているときにはＢ（別の人格，例えばここでは父親に同一化した人格）の存在やその視線をどこかに感じ，Ｂが出ている場合にはＡの存在を感じるという形を取ったりします。日本の解離研究の第一人者である柴山雅俊先生のおっしゃる，解離でよくみられる「後ろに気配を感じる」という状態は，例えば体外離脱が起きている際に，見下ろされている側が体験することになります。

　この解離における「攻撃者との同一化」というプロセスが，具体的に脳の中でどのような現象が生じることで成立するかは全くと言っていいほどわかっていません。唯一つ言えるのは，あたかもコンピューターにソフトをインストールするかのように，私たちの脳では自分の外側に存在する人の心をコピーするという現象が起こるらしいということです。それは，例えば誰かになりきったかのように振る舞う，という同一化と明らかに異なります。というのも，こちらの場合はあくまでも主体は保たれていて，その主体の想像の世界で誰かの役を演じているという意識があるからです。それに対して解離における「攻撃者との同一化」では，その誰かが文字どおり乗り移って振る舞う，ということが起こります。

　この心のコピー機能は実に不思議と言わざるを得ないのですが，ひとつそれが生じている明らかな例と思われるのが幼少時の母語の習得です。英語を授業で学ぶ経験を皆さんがお持ちと思いますが，外国語のアクセントを身につけることは，意図的な学習としては極めて難しいことです。しかし幼少時に母語についてそれを皆が行っていることを考えると，それが意図的な学習をはるかに超えた，というよりはそれとは全く異質の出来事で

あることがおわかりでしょう。なにしろ学ぼうとする努力をしているとは
到底思えない赤ちゃんが，2，3歳で言葉を話すときには母国語のアクセ
ント（といっても発音自体はまだ不鮮明ですが）を完璧に身につけるので
すから。それは母国語と似ている，というレベルを超え，そのままの形で
コピーされるといったニュアンスがあります。つまり声帯と口腔の舌や頬
の筋肉をどのようなタイミングでどのように組み合わせるかを，母親の声
を聞くことを通してそのまま獲得するわけです。それは母親の声帯と口腔
の筋肉のセットに起きていることが，子どもの声帯と口腔の筋肉のセット
にそのまま移し変えられるという現象としか考えられません。まさにコン
ピューターのソフトがインストールされるのと似たことが起きているので
す。この現象が生じない状況で模倣と反復練習によりその能力を獲得する
際の不十分さと比較すると，いかにこのプロセスが完璧に生じるかがわか
ります。母国語，しかもそれを多くの場合10歳以前に身につけるわけで
すが，その際にはこの「丸ごとコピー」が生じます。

　もちろんこれと攻撃者の同一化という出来事が同じプロセスで生じると
いう証拠はありません。しかし，言語の獲得に関してこのような能力を人
間が持っているということは，人格がコピーされるという際にも同様のこ
とが起こりうることを我々に想像させるのです。

　ちなみにこのような不思議な同一化の現象は，解離性障害の患者さん以
外にもみられることがあります。その例として，憑依という現象を考えま
しょう。誰かの霊が乗り移り，その人の口調で語り始めるという現象で
す。日本では古くから狐憑きという現象が知られてきました。霊能師によ
る「口寄せ」はその一種と考えられます。それが演技ないしはパフォーマ
ンスとして意図的に行われている場合もあるかもしれませんが，しかし多
くの場合，実際に憑依現象が生じて，当人はその間のことを全く覚えてい
ません。これは事実上解離状態における別人格の生成と同じことと考えら
れます。　現在では憑依現象は，DSM-5（American Psychiatric
Association, 2013）などでは解離性同一性障害の一タイプとして分類され

ており，それが生じているときは，主体はどこかに退き，憑依した人や動物が主体として振る舞うということが特徴です。

2. 「攻撃者との同一化」の脳内プロセス

　「攻撃者との同一化」の脳内プロセスについて図を使って説明してみましょう。まず前提として理解していただきたいのは，人間の心とは結局は一つの巨大な神経ネットワークにより成立しているということです。そのネットワークが全体として一つのまとまりを持ち，さまざまな興奮のパターンを持っていることが，その心の持つ体験の豊富さを意味します。どうやら人間の脳は極めて広大なスペースを持っているために，そのようなネットワークをいくつも備えることができるようです。実際には私たちのほとんどはネットワークを一つしか持ちませんが，DID を有する人の脳には，いくつかのいわば「空の」ネットワークが用意されていて，そこに，虐待者の心や，虐待者の目に映った被害者の心などがそれぞれ独立のネットワークを持ち，住み込むといったことが起こるようです。その様子をこの図1で表しています。左側は子どもの脳を表し，そこには子どもの心のネットワークの塊が少し濃いマルで描かれています。そしてご覧のとおり，子どもの脳（child's brain）には，子どもの心（child's mind）の外側に広いスペースがあり，そこに子どもの心のネットワーク以外のものを宿す余裕があることが示されています。右側には攻撃者のネットワークがイガイガの図で描かれています。さらにその中には被害者（少し薄いマルで示してある）のイメージがあります。

　もちろん空のネットワークに入り込む，住み込むといっても実際に霊が乗り移るというようなオカルト的な現象ではありません。ここでの「同一化」は実体としての魂が入り込む，ということとは違います。でも先ほど述べたように，まねをしている，というレベルにはとどまりません。プロ

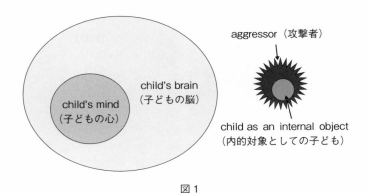

図1

グラムがコピーされるという比喩を使いましたが，ある意味ではまねをする，というのと実際の魂が入り込む，ということの中間あたりにこの「同一化」が位置すると言えるかもしれません。ともかくそれまで空であったネットワークが，あたかも他人の心を持ったように振る舞い始めるということです。

　こうして「攻撃者との同一化」が起きた際の様子を図で表すと，**図2**のようになります。そこでは被害者の心の中に加害者の心と，加害者の目に映った被害者の心が共存し始めています。この図2に示したように，攻撃者の方は IWA（identification with the aggressor〔攻撃者との同一化〕の略です）の1として入り込み，攻撃者の持っていた内的なイメージは IWA-2 として入り込みます。

　以上のように自傷行為を黒幕人格によるものと考えた場合，DID において生じる自傷のさまざまな形を比較的わかりやすく理解することができるようになります。なぜ患者さんが知らないうちに自傷が行われるのか。それは主人格である人格 A が知らないうちに，非虐待人格が自傷する，あるいは虐待人格が非虐待人格に対して加害行為をする，という両方の可能性をはらんでいます。時には主人格の目の前で，自分のコントロールが利かなくなった左腕を，同じくコントロールが利かなくなっている右手が

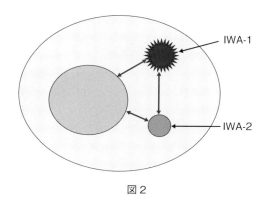

図2

カッターナイフで切りつける，という現象が起きたりします。その場合は
ここで述べた「攻撃者との同一化」のプロセスで生じる3つの人格の間に
生じている現象として理解することができるわけです。

　特にここで興味深いのは，主人格が知らないうちに，心のどこかで
IWAの1と2が継続的に関係を持っているという可能性です。図2では
両者の間に矢印が描かれていますが，これは主人格を介したものではあり
ません。空想のレベルになりますが，このことは両者の人格の関わり，特
にいじめや虐待については，現在進行形で行われているということを示
し，この「攻撃者との同一化」のプロセスによりトラウマは決して過去の
ものにはならないという可能性を示しているのだろうと考えます。ただし
この内的なプロセスとしての虐待は，この黒幕人格がいわば休眠状態に入
った時にそこで進行が止まるということもありえます。その意味ではいか
に黒幕さんを扱うかというテーマは極めて臨床上大きな意味を持つと考え
られるでしょう。

　以上，黒幕人格が脳で出来上がるプロセスについて，少し詳しく解説を
してみました。

付録 2

「人格の統合」は治療の目標だろうか？

柴山　雅俊　（司会）東京女子大学
岡野憲一郎　京都大学
白川美也子　こころとからだ・光の花クリニック
野間　俊一　京都大学

柴山：では座談会を始めたいと思います。皆さん，活発にご意見をお願い
いたします。どこへ向かうかわからないときもあるかもしれません
が，また戻ってくる感じで，行ったり来たりしながら，活発に討論を
お願いします。実は今回のテーマである「『人格の統合』は治療の目
標だろうか？」は岡野先生が提案してくださったものですので，その
あたりのお気持ちからお聞かせください。

岡野：はい。これまでのこの会での座談会では「現代における解離の治療
とは？」といった漠然としたテーマばかりなので，好きなことをみん
なが話しっぱなしで終わっていたのですが，今回ちょっとチャレンジ
ングなテーマを選んでみました。それは「統合ってどうなんだろ
う？」というテーマです。ただしこれは私だけがこだわっていること

注：この座談会は，国際トラウマ解離研究学会（ISSTD）日本支部解離研究会 2017 年度年次研究会
　　で行われた座談会の内容をまとめたものです（2017 年 12 月 10 日，聖路加国際大学臨床学術セ
　　ンターにて）。座談会の聴講者（フロアー A など）の発言も一部含まれています。

174

かもしれませんが。「専門家は皆，解離性障害の最終目標は人格の統合ということを言うけれど，そんなに簡単なものではないはずだ」と私はいつも思ってきました。そこで他の専門家の方々はどう思っていらっしゃるのだろう，ということを確かめたかったのです。ですからこれはちょっと危ないテーマであり，専門家の先生方から批判を浴びるかもしれないという危惧もあるのです。

　私は精神分析学会に属しているのですが，例えば精神分析学会の大会で解離をおおっぴらに扱うことはどちらかといえばタブーなわけです。治療者が別人格に話しかけるようなことは，普通はありえないことです。それは，やはり精神分析では心は一つであるという大前提に立つからです。心は一つしか存在しないというのは力動精神医学のそもそもの前提なのです。もちろんエレンベルガーが『無意識の発見』(1970)で力動精神医学について論じた際には，いわゆるポリサイキズム（複数の心を認める立場）も論じられていたわけです。でも精神分析的には常に心は一つです。それがいくつもあるとすると，心をどうやって理解していいかがわからなくなってしまうわけです。Dissociation，つまり解離と反対の概念はassociation，つまり統合なわけですよね。解離とは本来は一つだったものが二つに，三つに分かれた状態だという認識が私たちの多くの中にあります。ただ私の個人的な体験だと，彼らの中では，まず一人の人格がいて，その人格が耐えられなくなったときに，突然，忽然ともう一つの人格が現れるという感じがするのです。眠っていた人格が覚醒するといった感じです。だから我々の脳というのは，そういうものが覚醒するような素地を持っているのではないかと思うのです。それは分かれるというよりは新たに加わるというイメージがあるのです。その場合は回復のプロセスとは，新たに加わった人格が再び眠りにつく，冬眠状態に入るというプロセスがあってしかるべきだと思うのです。この点について，シンポジストの先生方はどうなのか，という点に関心があります。

　そしてもうひとつ言えば，"統合"という言い方に対して，クライエントさんはほとんどみんな怯えて，「自分は消されるんだ」というような他の人格の声が聞こえてきて，アポイントメントを取ったけれども，治療者のところに行かないということが起こりがちです。すると私たちがまず，心理教育的なアプローチとして必要なのは「皆さん，統合といっても，あなた方の一部が消える，というような話ではありません」ということを伝えることではないかと思います。初診のときは最初に主人格と話しているときにも，他の人格が聞いている場合があるので，こうして最初から，"皆さんに対して"という言い方が必要になります。ただし同時に伝えるべきなのは，「皆さんの中で疲れたら，寝ていい」ということなんですよ。「でもそれは死ぬことではありません」とも伝えるわけです。ということで，それが私のテーマとしてはどうか？　と考えたひとつの動機ですけれども，こんなところでいかがでしょうか。

白川：はい，私の今日の発表（注：座談会に先立って行われた白川先生の発表のこと）は，場所と主体ということで一点に集約される焦点としての自我状態というのよりも，丸く円を描くという方向に親和性を持つ自我状態を描いたつもりです。つまりいろいろな人格が共存していく場所，従来の場所ではない場所を創り出していくという，そういう動きを重視しているわけです。「消されてしまう」というのは，やっぱり人格状態があってのことなので，その人格状態にある程度，表出させないといけないのです。その表出の仕方は人格状態が直接降臨してしゃべる，というのでもいいし，それ以外でもいいのです。ただ最後にはたぶん人格状態の形のままで眠りについていくというのはあるだろうなと思うんですよね。だから，その意味での別れというのは必ずくるだろうし，それはもう自然に生じるプロセスに任せていくという姿勢を取りたいので，あえて，治療者が先導してイリュージョンのような世

界を強力につくって，統合していくというのは，ちょっとどうかなと
いう感じはします。

野間：はい。それでは私も少し意見を述べさせていただきます。私自身は
普通の精神科医で，普通の診療の中で解離の方とお会いしています。
ですから，10分診療の中で何ができるか[*1]，というのが私のテーマ
のようになっていて，意地になって10分でやっているというところ
があります。その中で患者さんとお会いしていますが，なぜか関西で
は，解離の治療をするのは東京しかない，解離の専門家は東京にしか
いないという噂が流れていて，それで関西でちょっとでも解離を診て
いる医者だという噂になったら，そこに患者さんが集まるという状況
があって，私もそのようななかで患者さんにお会いしています。そん
な一精神科医の印象としてお話しすると，今，お二人の先生からの話
にもありましたけれども，自分の治療の中では，「統合」という言葉
自体にいいイメージがないのです。患者さん自身，その言葉を恐れる
ようなところがあります。「統合したら治るんですよね」という人も
いますが，それはネットか何かから仕入れてきた，なにかこう現実的
でない，理論的なものとしておっしゃっているようなのです。つまり
本当にご本人がよくなる，救いになる手段としての「統合」という言
葉を使うことがあまりない印象が，私自身にはあります。そういう事
情もあって，私もあえて治療の中では「統合」という言葉を使わな
い，あまり持ち出さないようにしています。患者さんの中では，統合
した，つまり「AさんとBさんが統合しました」という形で報告して
くれる人もいるのですが，その後になって「またCさんが出てきま
した」とか言ったりするので，いくつかの人格部分が統合したとして
も，それだけで治療的に本当に前進しているという印象をあまり持っ

＊1：『日常診療における精神療法：10分間で何ができるか』（中村敬編集，野間俊一分担執筆，星
和書店，2016）も是非ご参照ください。

たことがないのです。統合とはちょっと違うかもしれませんが，主人格とは別の人格，特に感情的な人格であったり，いわゆる黒幕人格というような，非常に怒りを抱えた人格と接点が持てて，そういう人格と他の人格とが交流できるようになってくることを通して，ちょっと治療が前進したと私自身が感じることがあります。この場合でも，そういうことがうまくいって，黒幕さんがだんだん穏やかになってきて，結構会話ができて，なぜ，この人がこんなことで悩んでいるのかなということがわかり，あ，これもしかしたら，統合ではないとしてもひとつの安定の仕方で，前進かなと思った矢先，次の時来たらまた別の黒幕さんが現れる，ということが起きたりするのです。そうするとやっぱり，ご本人の本当に大事なところが解決されたわけではなかったということだろうと思うんですよね。つまり統合により何か一つ山を越えても再び別の人格が現れるという体験を持っているので，統合だけを優先することについては臨床の中ではあまりピンときていないというのが正直なところです。

白川：はい，最初に告白すると，私は解離の治療を統合志向的にやっていたんですね。もう 20 年以上も前に，リチャード・クラフトとか，フランク・パトナムなどの本を読みながら，軽催眠下でパーツワークを行い，融合をしていたのです。しかし DID レベルの人には，融合や統合による悪影響がたくさん出てくることに気づき始めました。例えば，それまで出来ていたことが出来なくなってしまうのです。例えば，お姉さん人格状態とお掃除人格状態が別個機能していた人に，お掃除人格はもともとヘルパー的な役割だったから，大丈夫だろうと判断し，同意のもとに，両者を融合したのです。ところがその人は，それまで出来ていたお掃除が出来なくなってしまったのです。またある患者さんの，子ども人格と仲の良いお姉さん人格を融合したら，IQ が落ちたような感じになってしまったこともありました。特に DID

レベルの方は人格状態ごとにさまざまな機能を持っているので，統合によりそれらの機能の一部が失われることを数件経験してから，私は一切統合を志向しなくなりました。だから人格状態間の葛藤を減らし，人格状態間のコミュニケーションを改善し，皆が連携して共存するというのが，私の DID の方への臨床の一番の目標です。構造的解離理論を学んだことも，それをさらに促しました。それと，OSDD［その他に分類されない解離性障害，以前の DDNOS に相当する］のような方だと，ANP がしっかりしていて，融合してうまくいったということがあったりしたわけですが，後になって，10 年くらいしてから，「また分離しちゃった」と電話がかかってきて，そのフォローをしたときに，いかにそれまでの間，患者さんが「分離をしてはいけないんだ」と頑張っていたかということを知り，気の毒なことをしたなと思ったのです。そういうことも含めて，あんまり統合という言葉を使わなくなっています。だから人格状態たちに対して，「みんな一人一人大事で，かけがえのない存在なんだよ」ということを前提に，自然な融合はそれはそれで尊重するし，確実に必要になった人格は「眠ることに同意を得たら眠る」というふうな形で，自然に任せています。あと，もうひとつは，何か理由があって，いくつかの人格状態が生じて，それぞれが一つの面を持っているのだということを体験してわかってもらうということもしています。例えば，解離のテーブル技法を使って，それぞれの部屋とそれぞれの寝袋を持っている子ども人格状態群にアプローチしていて，その中の A ちゃんと B ちゃんがあるトラウマとなる場面を目撃していたというようなときに，A ちゃんと B ちゃんの目を一緒に重ねて，それで心の中の画面でトラウマの場面を見てもらうということをします。そしてそのあと目を閉じたままで，観念連合反応を使いながら EMDR（eye movement desensitization and reprocessing；眼球運動による脱感作と再処理法）をしてもらいます。でもそのあとは再びテーブル技法を用いて，

元の二人に戻ってもらい，それぞれに「どうだった？」と尋ねたりしています。そもそも本当に融合が起こるときは，それは自然に生じます。それにより，ある人格状態が消えるという形を取ることもありますし，また別の人格状態と一緒になってしまい，名乗らなくなってしまうこともあります。そして，そのようにしてトラウマ場面を一つ一つ解決していって，いくつかの融合が起きたあとに解離のテーブル技法を使ったところ，人格状態の中に，突然，虹色の寝袋を使うおじいさんが出現してきたんです。それが統合とどう関係しているかは私自身もちょっとよくわからないんですけれど。でも治療者がこうしたからっていうことではない形で，自然に統合に類似した何かが起こるということはあるかと思います。

　あともうひとつ，皆さんにお伝えしたいことは，「自分が統合した存在だ」という信念そのものが，幻想ではないか，ということです。例えば私がここで皆さんの前でお話をしたりするときは，すごく緊張してこんな声になりますが，臨床しているときはおそらく全然違う声でしゃべっているのです。そして家に帰って子どもと遊ぶときはまた違うし，旦那さんに甘えるときもまた違うでしょう。やはり，その場その場で違うんです。そしてそれは私特有のことなのかというと，たぶん，多かれ少なかれ，皆さんにあるはずです。

　私には人間は「完全に統合した存在である」という考え方が，あまりありません。中井久夫先生がおっしゃったように，人間は超多重人格であり，人格状態の間を行き来できればいいだけだと思います。DIDの方は状態間の障壁が堅固なだけなのです。中井久夫先生の出された例に，自分の中の人差し指に例えば「人差し指ちゃん」とか名付けたりして関わっていると，だんだんそこが独立してくるというものがありました。そういう意味では，現れた人格状態に，自分からは名前を付けないとかというのは，意識していますけれども，私は「分けたりしないけれども，無理やり一緒にもしない」という立場をとっ

ています。臨床体験からそれが一番うまくいくからなのです。

柴山：私も少しだけコメントいたします。私は解離を空間的変容と時間的
　　　変容，つまり「離隔と過敏」および「区画化」という形に分けて考え
　　　ているのですが，現代社会においては，離隔というか，離人症が非常
　　　に蔓延していて，これはどうしようもなく我々の特徴の時代でもある
　　　のだろうと思います。だから離隔という離人症的なものを無理やり一
　　　緒にしてしまうのではないにしても，状態が変わり過ぎるより多少の
　　　統合は必要だと思うのです。それぞれの体験の記憶がなくなってしま
　　　うと，責任の主体はどこにあるのか，ということになるわけです。要
　　　するに離隔や離人の問題を多元化という方向に持っていくべきではな
　　　いかと思っています。もちろん統合にどういう意味を持たせるかとい
　　　うことも関係してくると思いますが。

野間：ひとつ確認ですが，多元化というのは，具体的にはいわゆる健忘障
　　　壁がない，という意味でしょうか。つまりそれぞれの人格が独立して
　　　いて，しかし情報交換が意識されているということでよろしいでしょ
　　　うか。

柴山：多元化もいろいろな意味があるとは思うんですけれども，要するに
　　　固定された視点ではなくて，いろいろなところに意識や視点を変えら
　　　れる自由さみたいなものを意味します。そのため記憶はつながってい
　　　るけど，異なった視点が共存している。そういうのもひとつの現代の
　　　必要な能力かなというふうに思ったりするものですから，そんな言葉
　　　を使いました。

白川：あともうひとつ申し上げたいことがあります。パトナムがDIDの
　　　生成と関連づけた離散型行動状態という概念があり，赤ちゃんは，ヘ

その緒を切った直後にはまだ自我状態が覚醒の水準を示す六つしかない，ということです。その後にとても急速にさまざまな状態ができてきて，そこに適切な親の関わりがあって，「私」という自己感が出来上がっていきます。そのときに，適切にまなざされることや，適切な情動調律がなかったりした人は，例えば，30歳だったら30年分の不足があり，50歳だったら50年の不足があることになります。そういう人たちの持つ調節障害についての生物学的なレベルでの限界をわかったうえで，でも，その人たちしかない，よきものも絶対にあると信じられるとよいと思います。それは適応のプロセスで生じた何かでしょう。そして適応として生じたこの「私」の姿というものを，治療の中で，その人自身が認められるというところまで，導くことさえできれば，それほどひどいことは起こらないのではないかと思います。例えば患者さんに心理教育を丁寧にすることで，みんなが協力し始めることもあるでしょう。私はトラウマを体験した子どもの人格状態は，それを理解したあとに，寝かしつけてあげればいいと思うんです。なぜならばその子しかそのトラウマを体験していないわけで，その子はいつも怯える（おび）という運命にあるのです。だから，他の人格状態に，その子が存在し，そのトラウマ体験をひとりで抱え込んでいたおかげで，他の状態たちは，そのことをやり過ごせた，ということを理解してもらい，その子をねぎらい，もう本当によく頑張ったから眠っていいですよって言ってあげていいと思うのです。もし，そのほかの子たちも見ていたら，そのほかの子たちに，エゴステイトワークをしてあげたほうがいいのだろうと思います。そのときに生じた人格状態を生物学的な見地から見ることによって，その人格状態をどうするのが一番よいのかと考えるべきだと思います。「よく頑張ったじゃない」，「休んでもいいよ」，と言ってあげたり，また起きてくるかもしれないけれど，そのときに一番気持ちよく寝かせてあげたりすることが重要です。私のケースの中で，ある子どもの人格状態が，「寂しいので寝

たくない」と言うので，「じゃあ，遠隔テレビを持っていって，みんなの姿が見えるようにしたらどうかしら」と，咄嗟に言ったら，「わかった，そうする」と言って寝た子がいます。そうしたら，他の子たちも，「その子が寝るんだったら私も寝よう」と，寝たり，ということもありました。

柴山：そうですね。納得させて，表現してもらうというか。もう，何か役割を終えると，自分の気持ちとか伝え終わると，もうそれで一種の弛緩状態になって眠りにいくというのは確かに理想のような感じはしますね。

岡野：その場合，ひとつの指標というのが，交代人格のエネルギーだと思います。彼らが出ているときに，もう眠くなって，あとはもういい，みたいになっていくんですよね。そうすると，これがひとつのサインかなというふうに思います。そのようなときは自然に，「あぁ，眠いんだね，じゃあ，寝ていいよ」というふうに言えるでしょう。でも，眠たくなる前には，何かを達成したいと思っている可能性もあります。何かに満足したい。そしてどうしたら満足できるか，ということは，人格によって違うと思います。自分がかつて見たこと，聞いたことを話したいのかもしれないし，自分が買ってもらえなかったリカちゃん人形を買って，遊んでもらってから眠る，ということかもしれません。人生で何を思い残しているのかを，それぞれの人格に聞いていくことが必要なんだろうなっていうふうに思いました。

白川：ある難しいDIDの方との治療をしていてとても興味深いエピソードがあったんです。外来で会っていたのですが，いらっしゃるたびに，話を始めると，すぐにピューって帰っちゃう方なんです。大人の女性なんですけれど，いつも子どもの人格状態が出てくるんです。私

はその頃はまだ経験が少なくて，どうしようと思っていました。そこで私の診察室に置いてある人形を，ある日その方に，ヒュッと渡してみたら，それをキュッと抱きしめて，それからまたピューッといなくなってしまったんです。お会計もしないで（笑）。それから5年後ぐらいだと思うんですよ。医学系の集まりがあり，その会議でお給仕をしてくださる素敵な女性たちがいまして，その中でひときわ美しい方が「先生，あの時はぬいぐるみ，ありがとうございました。あれから元気になって，私，ちゃんとやっています」って言われたことがあったんです。だから，10分でも，何かできると思いますし，難しいワークがすごく必要なわけではない，いらないことすらあるというふうに思っています。

岡野：なるほど。とてもいいお話ですね。

柴山：私はこれまでは，患者さんのマインドフルネス的な部分に訴え，本人にとって切り離されたものが舞い降りることに気づいてもらうということを，重視してきました。せっかくこの場があるのに人格が「居場所がない」と感じるのは，患者さんがいろんな自分を出せないからだと考えるわけです。そこでいろいろな自分を表現していくうちに，それが自然とその治療場面においてまとめあげられていくのだろうな，と思います。それも，ギュッ，ギュッと強く結ぶのではなく緩やかに，というわけです。「ここで君が自分を出せば出すほど，限定された形でも居場所をつくることができるんだよ」と言うことがあります。つまり，母親との関係が場所になるというのは，母親にいろいろな自分を出せる経験をすればするほど場所になるのだ，というのを最近ある患者さんから教えてもらいました。

岡野：柴山先生のおっしゃる「解離の舞台」というのは，つまり治療者の

心にあるということですね。

柴山：そうですね。治療者の心の場所，患者の心の場所，治療者と患者の間の場所ですかね。そこに外部の存在が入ってこないといけない。それなしには物語はリアルにならないと思うんです。だからあまり（すでにある）舞台の中に入ってしまうと，どこかが違うと思います。今日私が発表した症例では，僕は多少舞台の中に入り込んでしまっているのではないか，と思いました。そこから離れた他者というものは，あるいは外部はどこに存在するんだろう，と。そういう外部というのをやっぱり開いていかないといけないと思います。スクリーンを通して外部というのを見るというのも大事であろうと思います。岡野先生にちょっとお聞きしたいことがあります。どうして精神分析の人たちは，別人格に会わないのでしょうか？　なぜ，ヒステリーという言葉をずっと使って，解離を直接に論じるのを嫌がるのでしょうか。不思議ですね。なぜ別人格と会おうとしないのか。そこのところをちょっとお聞きしたいと思います。（注：最近になって少しずつ解離を論じるようにはなってきたように思われる）

岡野：全くそのとおりです。困ったものです。精神分析の場合には，例えば，子どもの人格が出てきたら，「それは，あなたが抑圧していたものを今表しているんでしょ，それもあなたです」というふうになってしまいます。分析家たちは「あなたは一人，唯一の存在です」という前提に立っています。ブロイアーとフロイトが「ヒステリー研究」を書いたときに，ブロイアーは，いや，二つの心があってもいいじゃないかというふうに考えたときに，フロイトは絶対それはだめだと考えて，そのことは考えないようにして理論を作り上げて，今の精神分析があります。フロイトはリビドー論だったから，心の中で見たくないものはギュッと力をこめて無意識に押しやる，そこでもってもう一つ

の意識が生まれる。でもそれは，一つの心の中の下の部分，無意識だという図式をずっと変えなかったので，今まで来ています。

柴山：解離の人たちの人格に対して会わないと言ってしまうと，本当に解離の人たちは，人格は誰に，どうやって表現していけばいいのかわからなくなります。必ず主人格を通してください，では苦しいじゃないですか。

岡野：そうなんです。だから治療者に合った人格，治療者用人格でずっと来続ける。（フロアー笑）いや，私は分析の人間なので，分析を否定してはいないです。でも，そういうことみたいですね。

柴山：そうだと思います。そういう人格しか来ない。切り離された人格はやってこないので，治療者から良くなったなどと言われる。本当は失望しているのに。

岡野：はい。

白川：解離性障害の患者さんの育った養育環境というのは極めて重要なテーマだと思うのですが，そこで養育者や治療者にまなざされることによって存在する私，というのがあると思うのです。その際に，その相手との近さだとかと遠さというのがあると思います。そして例えば，ある治療者はものすごく再養育的，というかお姉さんのような働きかけを行い，その中で人格状態同士がすごくエンパワーをして協力し始める，ということも起こるのでしょう。そして，先ほど柴山先生の治療の話を初めて肉声で聞いたのですが，わあ，この先生，よくヒーラーみたいと言われることのある私よりも，ヒーラーみたいだと思ったんです（笑）。なんというか，そこに何かがあって，立ち上ってくる

もの，入ってくるもの，それこそ場があり，その中で先生がどーんと
構えておられて，何かその人の中で動いていくものがあるような，エ
ネルギーの流れがある，という印象を受けました。まなざされること
によって存在する私はいろいろなポジションを取るのです。すごく近
くになり，支持的になるときもあるのですが，そういうときに心掛け
るのは，患者さんが自分で自分をまなざせるようになるのを助けるこ
との重要さです。メタ認知の獲得ということですが，それが愛だと私
は思うんです。愛とか愛情というのは，誰かのことを好きになるとい
う愛ではなくて，私たちが生かされていること自体，生まれて，ここ
にこうやって生きていること自体が愛なのだという目で見ることがで
きるようになったときに，自分を愛おしい目で見ることができるよう
になり，そうすることで結局，発達が促されているのだと思います。
これらは，全て生物学的なプロセスだと思います。トラウマ記憶は精
神生理学的な爆弾みたいなものだし，私はその信管をいかに外すかと
いうことをもっぱらやってきました。その立場から，私は患者さんに
生物学的なメタ認知的な回路をつくるということを心掛けているのだ
と思います。その場における近さ，遠さ，その中でまなざすこと，そ
れが治療者の個性によってさまざまな形でありうるというふうに感じ
ました。

フロアーA：先ほど白川先生が，融合したらそれまでのことが出来なくな
ってしまった，という症例をお話しされましたが，逆に融合したこと
によってうまく良くなったっていう例があれば教えていただきたいの
ですが。それと統合をどう考えるかということですが，安克昌先生が
お訳しになったパトナムの本を読むと，統合っていうのは人格構造の
統合的，総合的統一化のことを指していて，融合（fusion）とは個々
の人格同士の融合ってことだと書いてあります。そのあたりは先生方
はどのように捉えていらっしゃるのかということをお聞きしたく思い

ました。

白川：ご質問の意味，すごくよくわかります。人格たちは「統合しなき
　　　ゃ」と言われたときにそれを恐れるということがあるのですが，彼ら
　　　は，実際は融合を恐れているのでしょう。ですから統合ということの
　　　意味をもう一回ここで明確にしなくてはならないと思います。最初は
　　　統合を志向していたということについては，私はどちらかというと
　　　「融合すなわち一つになる」という概念を持っていたため，そこのと
　　　ころで齟齬が生じていたかもしれません。あるいは初期の頃には，未
　　　だ概念が混交されていたかもしれません。統合が，連携とか協力し合
　　　うということであるとしたら，それは大変結構なことだと私は思いま
　　　す。統合することの良さについては，トラブルが起こらなくなること
　　　ですよね。ただ，それは人格状態間の葛藤をなくせば，達成できます
　　　ね。だから，構造的解離理論は，非常に常識的かつ有効なのです。そ
　　　して，いろいろな EP が存在する第三次解離からは，もう全く違うも
　　　のだと考えたほうがいいと思います。第二次解離までは，やはり
　　　ANP がちゃんと機能しているわけです。ところがもう ANP が耐え
　　　られなくなってしまって，第三次解離になってしまうのです。それは
　　　もう一つの人格になるという意味での統合ができなくなった姿なのか
　　　もしれません。つまり第二次構造解離までは，なんとか一つになると
　　　いう意味で統合しうるかもしれないのです。第三次解離を無理やり統
　　　合させようとすると，ものすごく危険だと私は思っています。第二次
　　　解離までではちゃんと人格状態たちがよくわかって，そこにメリット
　　　がしっかりあって，それでその同意のもとに自然に融合が起きていく
　　　ということは，私はとてもいいことだと思います。実は私は構造的解
　　　離理論で言ったら，第 1.5 次とか，第 2.5 次解離，としか言いようが
　　　ない状態の方もいろいろ体験しています。そのあたりのところは，私
　　　たち治療者側の捉え方や，トラウマ処理の進行具合，心理教育がどこ

まで進んでいるか，ということとの兼ね合いで判断される，とてもダイナミックなプロセスだと思うんです。また私は個人的には第三次解離のままで，つまりいくつかの人格が統合されずに存在していても，うまくいっている人をたくさん知っています。統合を急がず，その人のANPがきちんと機能しているのであれば，それでいいではないか，という気持ちがあるからです。私たちには，まず患者を害してはならない，というヒポクラテスの誓いがありますので，第三次解離の人たちにも非常に気をつけて関わっています。それと治療に当たっては，やはり優しい人，あるいは自己感情をしっかり見据えたうえで自己覚知，自己統御できている人のほうがうまくいきます。それは，そうですよね。

岡野：ひとつよろしいでしょうか？ 統合に代わるアイデアとしてあるのは，ANP，EP，ところでこの言葉，私あまり使わないようにしてるんですけれども，やはり使っちゃうんですけれども，主人格が例えば怒れなかった，でも自分の中に黒いものを感じる，というような人が，怒ることができるようになるというプロセスがあるわけです。例えばお母さんに対して，全部「はい，はい」って聞いていた人が，お母さんに対して，意見を言えるようになったときに，自分の中にある黒い部分っていうのが，だんだん広がってきて自分が灰色になった気分になった，っていうような患者さんがいらっしゃいました。その方の場合には，ANPとしての主人格が，機能を広げて，スキルを蓄えて，そして，「あ，自分は，いろんな感情を持ってもいいんだ」みたいになった場合に，他の人格が出てこなくてもよくなる，だから他の人格が安心して休むことができるようになる，という状況に持っていくというのは，わりと求めるべき，追求するべき方針だろうと思っています。統合を目指すというよりは一人一人の柔軟性を育てていく。また私はなにがなんでも統合に反対するのではなく，自然に起こるの

なら大変結構だと思うところがあります。私だって，患者さんが「A
とBが統合しました」っていうふうに言われたら，「良かったです
ね」だと思うんですよ。その後も，もうちょっとフォローする。た
だ，治療者がかなり強制力を加えて「あなた方を統合しました」とい
う治療がある……ようです。それに関しては，ちょっと異を唱えた
い，そういうことをちょっと申し上げたかったんです。

柴山：以前大学である本をパラパラめくっていたら，僕の書いた『解離の
　　構造』についてある先生がコメントを書いて，そのコメントで，「柴
　　山先生は統合を目指さない，とかっこつけて言っているけれど，統合
　　を目指さないなんてとんでもない」っていうふうに，無茶苦茶叩かれ
　　ていたことがあって（笑）びっくりしたんだけど。ということで，僕
　　はもちろん統合全部を否定するわけではないけれど，ある書物なんか
　　はもうほんとに一緒に融合させて一個にするんだという姿勢で書かれ
　　ていました。まあ西洋的な考えでしょうけれど。日本人にとっての解
　　離っていうのは，どういうふうに展開し，どういう方向へ向かってい
　　くのが自然なのか，ということを考えながら臨床をする必要があるん
　　じゃないかと思います。西洋風の合わないことをあんまりやるなとい
　　うふうに思ったりもしないでもない，ということですね。愚痴みたい
　　になっちゃったのですが（笑）。

フロアーB：私はクリニックの開業医ですが，私も統合はあまり考えたこ
　　とないんです。そういう意味では先生方のお考えと似てるんだな，と
　　思います。私たちは昔からずっとメーリングリストなどでやってたか
　　ら思うのかもしれないのですが，私たちにも multiplicity っていうか
　　多重性っていうか，多面性っていうか，いまこうやって喋ってる私
　　と，家にいる私，あるいは診察してる私，あるいは教壇に立ってる
　　私，というのは，みんな違うわけですよね。でもそのことは意識し

て，コントロールしているわけです。ところが解離はそのコントロールを失った状態だと思っています。そしてそれを統合するかどうか，ということなんだろうと思います。私は交代人格の扱い方については，まず彼らが出てこられるということが，そこでの安心安全が確保され，安心感を持たれているからだと思うのですが，その時になぜこの人がこういう形で現れているのか，ということについての，まるで何か推理小説を読むようなストーリーというのを自分なりに，あるいは一緒に考えて話をしていくと，その人がその状態，その時代に受けておられない，あるいはその時代に満たされなかったものというのが明らかになり，治療者との関係や，他の人との関係のあり方の中で，満たされていくものがあるように思うのです。それが満たされるようになってくると，子ども人格が大きくなるし，ある種，理想となっているような形で大人になってきますと，年代よりかは上の人が自分らしく落ち着いてくるというか，そのような形で年齢層がだいたい交代人格の方たちが同じになってくるのだと思います。私自身は「寝る」という感覚はあまりわからなくて，どちらかというとバリアが消えていって，それぞれの交代人格というのは，ジグソーパズルのピースであって，そのピースの溝みたいなものがなくなっていく，融けていく，というみたいな形のことが最終的な到達点じゃないかなと思っています。そしてそこからのことが，そういう形で生きていくということが，その人にとっての必要な本当の治療じゃないかなと思います。だから統合したとしても，そのまとまった感じになる，あるいは解離という機制を使わなくなった，その時点から，解離を使わなくて生きていくというふうに考えています。先ほどはその以前出来ていたことが出来なくなってしまう，ということがあるっていうお話もあったのですが，その状況でなるべく解離を使わないで生きていくということについて一緒に考えていこうっていうのが治療じゃないかなと思っています。

柴山：ありがとうございます。僕の患者さんは，解離が良くなったために芸術的才能がなくなったと嘆いていました。これは発達障害とかLGBTにも言えると思うのですが，ズレというか場所がないということが創造性につながるところもあるのだろうと思います。

岡野：このテーマについてなのですが，まず多重性の対になる概念として，私はずっと多面性ということを考えています。多面性は英語ではMultifacetedness，つまり割面（facet）がたくさんある，つまり多面体を考えているのですが，私たちは普通多面的であって多重的ではないわけです。だから白川先生がこうやってお話をしているときに，携帯（電話）が鳴って先生のお子さんが，「今日の晩ごはんはどうしたらいいの？」と聞いていらしたら，「ちょっと待ってね，あとで連絡するから」とおっしゃるでしょうし，その時の先生は，途端にお母さんになれるわけです。この切り替えが瞬時に混乱なくできるのが，多面的な心だと思うし，我々は普通そうなっていると思うんですよね。それが多重と多面の違いだと思います。存在者としての私とまなざす私という柴山先生の分け方も，実はこの二つは常に存在していて高速に入れ替わることができるのですが，それがどちらかに固まってしまうような状態もあり，それが解離している状態と考えることができると思います。そうだとしたら，そういうたくさんの面が，同時に存在できるような脳の機能を我々は備えていて，だから普通に生活ができているのだろう，と考えています。ところでもう一つ簡単にお話ししたいことがあります。私は多重人格の統合ということでいつも考えるのが，ヘンゼル姉妹のことです。ヘンゼル姉妹は日本ではあまり知られていませんが，アメリカにいるシャム双生児の，つまり二つの頭を持つ，ブリタニーとアビゲイルという姉妹です。小さい頃からずっとメディアに出てフォローされてるのですが，この二人がどうやって生

192

きていくかというのは，すごく悩ましい問題です。私の患者さんに二つの人格が入れ替わりに出ていてお互いを眺めている患者さんがいらっしゃいますが，一人はある男性を，もう一人は別の男性を好きになって，どっちと一緒になったらいいのか，というのがわからないという状態なのです。その患者さんの将来を考えるときに，やはりこのシャム双生児のモデルを考えてしまいます。この二人が共にハッピーになることは，なかなか難しいかもしれないけれども，どこかで二人が交渉をして，最終的にどうするかを二人で決めていかなくちゃいけないでしょう。そういう場を与えるのが，我々の治療かな，というふうにちょっと思ってこんなことを言いました。

フロアーC：開業している精神科医です。今日はありがとうございました。私自身が考えていることは神田橋條治先生が「心は複雑に，行動はシンプルに」とおっしゃっていることと同じで，心の中というのは基本的にごちゃごちゃしていて全然かまわないと考えています。逆に心を一つにまとめようとすると，むしろ行動のほうがぐちゃぐちゃしてきちゃうような気がします。それとは別に私がいつも考えていることは，どの精神科の疾患に関しても，マラソンレースで例えば100メートルダッシュみたいに最初に一気に走ってしまって，バタッと倒れてしまうような走り方しかできない人がいるということです。するとバタッと倒れてしまうのは頑張りたい自分に対して休みたい自分がすでに限界に達してしまうということですね。すると治療として先ほど白川先生がおっしゃっていたような，頑張りたい自分と休みたい自分というのが融合したとしたら，半分のペースでしか走れなくなってしまうということは起こると思います。でも状況によってペース配分を行い，ちょっと早めに走ろうとか，ちょっと疲れたから休もうとかっていう自由なペース配分ができるようになるかもしれませんね。そういった行動のバリエーションが増えていくような形の関わりというの

ができれば，それが統合なのかな，と思います。私はそのような単純なモデルを考えていて，それは走ることでもあるし，うつの治療でもあるし，統合失調症の方のそういった幻聴との関わりでもあるし，そんなことをちょっとお伝えしようと思いました。

白川：いまのお話，すごく共感できます。ここにおられる皆さんは，多重人格を否定してしまう方も多いなかで，患者さんの現実をありのまま診ようとしているということにおいて仲間だと私は思っていて，ほんとにそれだけでまず素晴らしいということを一つ申し上げたいと思います。それと先ほどの多面的，多重的という話，ほんとにそうだなぁって思ったんですけれども，じゃあそのいわゆるその離散型行動状態パターンからの統合っていうのが起きにくい人たち，起きていない人たちがどのような状態にあるかということです。私は施設の子どもたちをたくさん見ていて，さまざまな関わりをします。先ほどお見せしたSee Far CBTという治療法で，カードを並べて二つでpendulationを行って処理をしたり，複数のカードでストーリーをつくったりする技法なのですが，彼女たちは，ある程度の適応ができていても，複数のカードにストーリーを見出すことができなくて，カード一つ一つにバラバラに物語を見ていくんですね。ここにいる皆さんで，そういう体験をしたことは多分ないと思いますし，その異なりが，岡野先生がおっしゃった多重性と多面性の異なりではないでしょうか。想像を絶する世界です。その困難を理解したうえで，私たちがそういう人たちを，どのように支えていくかということだと思います。

柴山：有意義な討論，ありがとうございました。皆さん，またぜひ来年もご参加いただければと思います。本日は皆さんどうもありがとうございました。

付録 3

コラム

文化結合症候群との関連

　精神医学的な症候群として知られるいわゆる「文化結合症候群」の中でも特に「アモク（amok）」という病気について黒幕人格の説明との関連で紹介します。ちなみに「文化結合症候群」とは耳慣れない用語かもしれませんが，原語は "culture-bound syndrome" で，「特定の文化に根差した病気」を意味し，わかりやすく言えば「風土病」のようなものです。そのひとつの典型例の「アモク」は，人が突然狂気に陥ったように暴力的な行動を示し，その後正気に戻ったときには自分がしたことを何も覚えていないという状態を指します。その暴力は通常は無差別に行われ，突進したり物を投げつけたりといった，普段のその人からは考えられないようなレベルに及びます。本書で述べている黒幕人格の特徴，すなわち突然の出現や暴力的な行為のパターンはこのアモクという状態を思い起こさせ，またおそらく両者に共通する点は多いものと思われます。

　実はアモクに類する病気は，一種の風土病のように世界各地に存在することが知られています。そしてそれらは「文化結合症候群」と呼ばれるものの主要部分を占めています。アモクはマレーシアに特有のものとされていますが，そのほか，北海道のアイヌのイム，ジャワ島などのラタ（latah），中国や東南アジアのコロー（koro），南米のスストー（susto），北米インディアンのウィンディゴ（windigo），エスキモーのピブロクト

（piblokto）などがその例としてよく挙げられます。筆者がこの中でもアモクについて述べるのは，"running amok"という英語表現の存在のためです。「気が狂う」という意味で，日本語にするならば「アモクっちゃう」という言い方が日常的になされるということは，英語圏の人はこの言葉になじみが深いからなのでしょう（ただし，日本に古くから存在するアモクに類似した文化結合症候群に「イム」がありますが，同様に，気がふれることを「イムる」などと表現したとしたら，解離性障害を持つ人々，さらにはアイヌ文化に対する差別的な響きを含んでしまいます。これは決して許されません）。

　アモクの特徴は先ほど述べましたが，成書などにはよく次のような説明がなされています。「マレーシアの風土病であるアモクは男性に多くみられる。典型的な場合は，ひどい侮辱を受けたり悲嘆にくれたりして引きこもり，物思いにふける様子を示す。そして突然周囲にある武器となるようなものを手にして飛び出し，やみくもに出会う人を攻撃し，しばしば殺傷に至り，また本人も自殺を図ろうとする。ところがしばらくして正常に戻り，それまでの暴力的な振る舞いの記憶は一切ない」。これらの解説，特に下線で示した部分を読むと，アモクにはいわゆる「心因」が想定されているようです。しかし同じように悲しみや侮辱を受けた人がこのような反応を示すことは極めて例外的でしょう。自棄酒を飲んだり，うつになったり，という反応を示しても，無差別的な暴力を振るってしかもそれを覚えていない，というような事件を起こすことはほぼありません。つまりこれらはきっかけではあっても原因とは言えないのです。またこれらが「文化結合……」と呼ばれるのは，それぞれの固有の文化により原因として異なる説明がなされるからです。アモクの場合は "hantu belian"（なんと発音するかは不明）という「トラの悪魔」が憑依した状態と説明されています。そしてインドネシアではこれにより生じたとされる攻撃については目をつぶるという文化があるそうです（以上，英語版 Wikipedia の "running amok" の項を参考にしています）。それが事件になったときには，裁判官

は「ただしこれがアモクにより生じ，被告は全くそのことを覚えていない
ため，執行猶予をつける」というような判決が過去において下されていた
のではないかと筆者は想像していますが，実情は明らかではありません。

　ちなみに日本のアイヌ民族にみられる「イム」の場合は，貞淑な女性が
トッコニ（マムシをさす）やビッキ（蛙をさす）とささやかれると突然発
狂して暴力的になるとされています。つまりそのような言い伝えがある，
という観念がその文化で育った女性に植えつけられ，あとはそれに従った
症状を示すということが生じているのでしょう。そもそもイムという状態
を知らないでイムの症状を示すことは不可能です。ここがいかにも解離的
な現象と言えます。

　文化結合症候群の説明を読んでいると，これらの症状を示す人は「もと
もと表向きは非常に従順で，規範を重んじる人たちである」という表現に
しばしば出合います。表向きどころか，実際にそうなのでしょう。だから
こそ彼らの通常の人格にはない部分が別人格を形成していて，それがふと
したきっかけで表に出ると考えるべきでしょう。そしてそれはその文化で
「〜のような人がなる」（イムの場合で言えば「貞淑な女性が忌み嫌われる
ものをささやかれた場合にそうなる」）という刷り込みをあらかじめ受
け，そのプロフィールに合致した黒幕的な人格が静かに成立していて，や
がてきっかけを得て出現すると説明できます。

　もうひとつ重要な点は，これらの文化結合症候群を提示する文化はおそ
らくまだ文明的な意味で発達途上国であり，さまざまなタブーや抑圧が存
在する環境であろうということです。そこでは不満や攻撃性や怒りは，そ
の表現を文化という装置により抑えられていた可能性があります。そのよ
うな意味で黒幕人格はおそらくイムやアモク的な由来を持つ可能性があり
ます。すなわち他の典型的な交代人格とは異なる出自を有する可能性があ
るのです。黒幕さんが「顔なし（カオナシ）」（正体不明）である理由はそ
こにもあるかもしれません。

付録 4

解離の臨床 Q & A

　ここでは，解離性障害の患者さんやそのご家族，解離性障害の臨床を経験し始めた治療者の多くが，疑問に思う点をまとめてみました。もちろん，解離性障害の症状の表れや経過は患者さんによってさまざまで，短い回答に集約することはできません。しかし，一定の見通しを得ることで，落ち着いて状況に向き合い，より適切な対応を見出す助けになるのではないかと考えています。

Q 解離性同一障害は，端的に言って何が原因なのでしょうか？

A 一般的には精神疾患にかかるリスクは遺伝負因やさまざまな種類のストレス体験により押し上げられると考えられていますが，それは解離性障害についても同じです。特に解離性同一性障害（DID）などの場合は，性的身体的虐待を含めた幼少時のストレス体験が発症に深く関係しています。苦痛体験が長期にわたるものであったり，繰り返されるものであったりするほど深刻な影響を及ぼします。さらには生まれつきの解離傾向の強さも関係していると考えられます。

Q 解離性障害は治るということはあるのでしょうか？ あるとすれ
ば，どのぐらいの時間がかかりますか？

A 解離現象は統合失調症などの症状とは異なり，その人の現実検討力や
社会適応能力を長期にわたって著しく損なうというケースは多くはあ
りません。1，2年の経過の中で人格交代現象がほぼ消失するケース
があったり，消失はしなくとも交代の頻度が顕著に低下するなど，多
くの DID の患者さんがあまり問題を長引かせることなく落ち着いて
いく傾向にあります。とはいえ，それには比較的安定した人間関係や
生活環境を保てていること，またうつ病など，他の深刻な精神疾患や
身体疾患がないこと，といった条件があります。逆に加害的な他者と
のストレスフルな生活が継続していたり，フラッシュバックが日常的
に生じたりするような場合には，不安定な症状が長引く傾向にあると
言えます。

Q 治療において，交代人格を本人とは別人として扱うこと，あるい
は交代人格それぞれの詳細を尋ねていくようなことをすると，症
状が悪化することはありませんか？

A こうした心配は一部の患者さんについては当てはまりますが，大部分
のケースにおいては現実的な障害にはならないと考えていいでしょ
う。解離症状は，それが生じることを許されることによって，一時的
に促進される可能性は確かにあります。しかし，そこで取り扱わなけ
れば，解離症状はさらに本人を困らせる形で現れることになるかもし
れません。解離された部分の多くは，外に姿を現そうとする圧力を備
えています。治療場面で，そのような圧力がある程度解放されること
で，それ以外の場面ではむしろ出にくくなることも考えられます。

Q 急に人格が増えてきました。これは悪くなっているということで
しょうか？

Ⓐ いくつかの可能性が考えられます。まず，ひとつは現在置かれている状況のストレス値が高まっている場合で，防衛的に人格が増え，状況に対処しているという可能性が考えられます。また，主に外に現れている人格 A と B の間で大きく乖離（かいり）が生じたとき，C という，いわば中庸（ちゅうよう）の人格が現れてバランスを取るということもあります。原因がはっきりしない場合もありますが，いずれにしろ，人格の増加，新しい人格の登場は，何らかの必要があって生じている状況と考えられます。一つ一つの人格ではなく，人格システム全体に焦点を当てつつ捉えることも大切です。

Ⓠ **乱暴な人格が出てきたときどうしたらいいですか？**

Ⓐ 自傷他害の恐れがあるような混乱状況では本人の興奮を抑えることが第一になります。コミュニケーションを取ることができる状態であれば，今誰が出ているのか，何を訴えたいのか尋ねてみてください。そこで話をしてくれるようなら，関心を持って耳を傾けてあげることが大切です。その人格の訴えを理解し，主人格との関係に改善がみられれば，乱暴な人格は，もう出てこなくなる可能性があります。

Ⓠ **子ども人格が出てきたらどうしたらいいですか？**

Ⓐ 子ども人格の年齢あたりに，本人が何らかのトラウマを経験している可能性や，その頃十分に甘える体験を持てなかった可能性があります。遊んであげたり，甘えさせたりしてあげると満足して出てこなくなることが多いようです。また，子どもは大人が思っている以上に敏感に状況を見ているということがあります。その意味で，子ども人格もまた，中庸（ちゅうよう）のポジションで人格間にどのようなことが起きているのかを観察しているところがあり，そこで得られる情報が治療に非常に役立つことがあります。

Q 出てこなくなった人格はどうしているのでしょうか？

A さまざまな理由によって，出る理由がなくなった，あるいは出てこられなくなったのでしょう。出てこなくなった人格は無理に呼び出す必要はないと思います。ただし，表には出てこないけれども，中から他の人格らに強い影響を及ぼし続けているとすれば，どこかで対応を検討する必要があるかもしれません。

Q 数年間，現れなかった人格がまた再び現れるということはありますか？

A あります。ただ，数年間現れなかった人格は，再び現れたとしても，また眠りについてしまうことが多いように思います。

Q 娘が解離性同一性障害と診断されました。正直，戸惑っています。娘ではない，いわゆる娘の交代人格から話しかけられたときは，名前や年齢などを詳しく聞いたほうがいいでしょうか？

A さまざまに議論があるところですが，その人（人格）を認識しておかないとコミュニケーションが成立しないということがあります。積極的にいろいろと聞く必要はないと思いますが，「あなたのことをなんて呼んだらいいですか？」と尋ねてみるのもひとつだと思います。もしその人格に名前があるなら知っておいたほうがいいでしょう。もちろんその人格のプライバシーにも配慮しなくてはなりません。

Q 子どもが学校で何度か人格交代を起こしてしまっているようです。周りの生徒さんたちに与える影響などを考え，休学させたほうがいいでしょうか？

A 基本的には思春期に何らかの悩みを抱えている場合と同じように考えてよいと思います。一緒に過ごす時間の多い友人には症状などを説明し，その際の対処法などを伝えておいたほうがよいかもしれません。

交代人格の出現を完全に防ぐことは難しいことが多く，むしろそれが生じた場合の対策を考えることが重要です。できれば，障害を理解し，排除するのではなく受容する環境を整え，本人が通学したいと思う限りは，その生活をサポートしてあげてほしいと思います。

Ｑ 親のせいで自分は解離性障害になったのだと，感情的な人格に激しく責められます。このようなとき親は謝るべきですか？　私自身，自分の親から似たような育てられ方をしてきて，精一杯にやってきたつもりなので戸惑っています。

Ａ 患者さんの訴えに理解できる部分がある，妥当だと思う限りは，親として謝ったり，その時の状況を説明したりして，患者さんがどのようにそれを受け取るかを見つめる必要もあるかもしれません。多くの場合，親御さんを責めたいわけではなく，当時の気持ちをわかってほしいということで，過去の出来事について訴えているようなところがあります。それゆえ，親御さんにしっかりと理解してもらえたという手ごたえを患者さんが感じると，そのような責めもなくなっていくことが多いようです。ただし糾弾と謝罪の求めが終わりなく続くようであれば，その先にあまり希望は見出せず，異なる対応も必要になるかと思います。

Ｑ 私のパートナー（恋人，配偶者）が私ではない交代人格と性的関係を持つということはどう考えたらよいでしょうか？

Ａ 体を共有していたとしても，交代人格はあなたとは全く別の人格です。他人が自分のパートナーと関係を持つことをどう思うかを基準にパートナーの方とよく話し合ってみてください。ただし，時にパートナーであった人格が全く出てこなくなる場合があります。その場合はお互いの合意の上で別人格と新たな関係を結ぶこともありうるでしょう。

Q 私には覚えがないのですが，攻撃的な人格が知人に暴力を振るってしまったようです。どうしたらよいでしょうか？

A 基本的には，相手に誠意をもって謝罪する，必要に応じて治療費を負担するといった，一般にこうした場合にすべきことを検討してください。同時に，あなた自身がコントロールできない病気のために起きたことであり，ある種のアクシデントにより相手を巻き込んでしまったという状況に近いことを理解してもらえるとよいと思います。

Q 私には人格が20もあります。多すぎるでしょうか？

A 人格の数は経過の中で増えたり減ったりします。二桁の人格を報告してくれる方も少なくありません。一時的に増えることはありますが，頻繁に外に現れる人格は一桁内に収まっていることが多いようです。

Q 突然，交代人格が出現するようになりました。昔は大変なこともありましたが，今の私はどちらかというと過去のどの時期よりも落ち着いて生活できる状況にあります。なぜこのタイミングで解離性障害を発症したのでしょうか？

A 交代人格が出現するようになるのは，再外傷体験がきっかけになることもありますが，安心感を与えてくれる恋人の存在や，解離を否定しない治療者との関係の深まりなどがきっかけになることもあります。それまで自己表現を許されなかったために表には現れず存続してきた事情を思えば治療的な進展とも考えられ，必ずしもネガティブに捉える必要はないと思います。

Q 交代人格が年を取っていくことはありますか？

A 交代人格の年齢を尋ねたとき「5歳」「17歳」とはっきり答えてくれることもあれば，「たぶん20歳くらい」と曖昧な場合もあります。そのため，年齢を示す数字が誕生日ごとに増えていくということではあ

りませんが，さまざまな人との関わりの中で経験を重ね，交代人格が成長していると感じられることは少なくありません。

Q 娘が夜半に寝ぼけながら暴言を吐いてキレるということが何度かありました。翌朝，本人はそのことを全く覚えていません。普段は穏やかな子なので，家族は戸惑っています。これは解離性障害によるものなのでしょうか？

A 寝言で怒る，叫ぶ，などはそれが睡眠中に限られているのであれば必ずしも解離性障害によるものとは言えません。レム睡眠障害やストレス，薬の副作用などいくつかの原因が考えられます。

Q 解離性障害があっても結婚することはできますか？　また私が出産することを他の人格はどのように感じるのかが心配です。

A 結婚し，お子さんを出産した患者さんはたくさんいらっしゃいます。交代人格ごとに結婚相手の方との距離感はそれぞれ違ったとしても，結婚に至る場合，それに強く反対する人格はいないように思います。出産後は交代人格も一緒に子育てを手伝ってくれることが多いように思います。

Q 解離性同一性障害の治療は何を目標にしますか？

A 治療の目標をどこに置くかは治療者それぞれの考えがあるかと思います。ただ，各人格は主人格がピンチのときに生まれることが多く，それぞれが辛い記憶を持っていることを理解しておくことが大切です。治療経過の中で眠りについていく人格もあるかと思いますが，最終的には残った人格が平和的に共存できる状態を目指していくことを私たちは目標としています。

Q 外傷的な出来事があり，その半年間の記憶がありません。家族からは「口数は少なかったけれどちゃんと学校に行っていたよ」と言われました。学校に行っていた人は私の交代人格なのでしょうか？ 解離性健忘と解離性同一性障害はどのように異なりますか？

A 深刻なトラウマにさらされたとき，心は防御システムを働かせて解離状態，すなわち別の人格状態として機能します。通常とは異なる記憶システムが作動し現実生活に対応しているため，元の人格に戻ってもその間の記憶をしばらくは想起することができません。失われた記憶は，何らかのきっかけで噴出（フラッシュバック）し戻っていく場合もあれば，健忘が長期にわたる場合もあります。記憶がない間に行動していた人物は交代人格なのか，という問いに関してですが，その人らしさが失われているわけでなければ（抑うつ的であったとしても明らかに異なるパーソナリティが認められなければ）解離性同一性障害ではないことが多いでしょう。その場合は解離性健忘という診断になります。一方，その記憶のない半年間，外に出て行動していたのは主人格によく似た別人格であり，のちに何らかのきっかけで活動を始める場合もあり，その場合の診断は解離性同一性障害（DID）となります。

Q イマジナリーコンパニオン（IC，いわゆる「空想の友人」）と解離性同一性障害の交代人格はどのように違いますか？

A 幼少期にICとの交流を楽しむということはそれほど珍しいことではありません。定義から言えば，ICは常に自分の外にいて，話しかけると応えてくれる存在であり，健忘や主人格との交代がないという違いがあります。ただし自分の中にICを持つ人もおり，その場合はかなり交代人格に近い存在と言えるでしょう。さらには幼い一時期ICとして身近に感じた存在が，数年後，交代人格として表に現れるということもあります。ICには，気軽な遊び相手としてのICと不安や傷つきから守ってくれる存在としてのICがあり，DIDの患者さんは後

者の IC を持つことが多い印象があります。

Q 統合失調症の幻覚妄想状態と解離性同一性障害を見分けるポイントはありますか？

A DID では体験したことの一部がもとになってさまざまなファンタジーを持つことがあります。トラウマの相手の声や姿を感じて，幻聴や幻視として体験したり，妄想的になったりし，解離性障害の患者さんが統合失調症と診断されることも少なくありません。慎重に見極めていかなければなりませんが，統合失調症の幻覚妄想状態は尾を引く一方で，DID はスイッチをオン，オフしたようにパタッと変わる，といった違いがあります。また統合失調症の場合，幻聴の主は得体の知れない他者ですが，解離性の幻聴の場合は，その声の主が別人格として特定できることが少なくありません。そのほか，DID の交代人格はそれぞれの思考や発話にまとまりがあることも特徴です。

Q 解離性同一性障害の原因としてトラウマがあるとしたとき，できるかぎり早くそのトラウマを扱うべきでしょうか？

A 解離性障害は痛みを伴う出来事にふたをして心を守ったという側面があります。そのため治療ではいかに注意深くトラウマを扱うか，言い換えればいかに安易にトラウマを扱わないかに配慮することが大切です。他人がふたを開けるのではなく，自然に，あるいは不可抗力的に開いてしまったタイミングを捉えてトラウマを扱うべきであり，それを無視して急ぐことではありません。本丸にいきなり攻め込むのではなく，外堀から近づいていくようなイメージです。なお，家族を悲しませたくない，家族に知られるのは恥ずかしいといった気持ちがあってトラウマを語れないことも多いので，一般的にはカウンセリングなどを行っていくのがよいと思われます。

Q どのような状態になると治療は終結となるのでしょうか？

A さまざまな考え方があるでしょう。交代人格の存在があったとしても自分たちで調和しながら安定した生活が送れるようになれば，一般的には治療頻度が減っていくことがあるかと思います。一方で，いったん通院がなくなっていたとしても，しばらくして別人格が「お願いします」と現れるようなこともあります。治療の始まりと終わりをきちんと設定する精神療法もありますが，特にDID治療では完了や終結ではなく「何かあれば別の機会にまた」という余地を残しておくことも大事なのではないかと思います。

Q 親を嫌う人格と，親に好かれようとする人格がいて，生活にさまざまな混乱が起きて困っています。

A 親との関係性にストレスがあり，そのことがDIDの原因のひとつであると考えられる場合は，意識的に親と距離を取ることが重要です。しかしながら距離を取りたいと頑張っていても，子ども人格が親を慕い離れられず，うまくいかないことがあります。親を嫌う人格が普段は前に出ているのに，親に迎合的な人格に引きずられてしまうこともよくあります。長年培ってきた関係性を変えるのは相当な困難さを伴います。患者さんの安全を保つことを第一に考えながら，時間をかけて一人暮らしなどの可能性を探り，生活場面を親と切り離すことが治療的に働く場合があります。

Q 「ママ，さっき赤ちゃんみたいだったよ」と子どもに言われました。そのような記憶はなく，子どもの前でも解離が起きていたようです。子育てが継続できるのか不安です。

A 家族の理解を得ることは，DIDの治療に欠かせません。小さい子どもでも，家族の一員として，DIDのことを年齢なりにわかるように説明してあげてください。子どもは親との間で起きていることを，現

実として意外にすんなり受けとめるものです。赤ちゃんみたいな人格
の母親を，妹のように面倒を見る子どももいます。具体的な対処法を
「困ったら○○に連絡してね」と，決めておくことも良いでしょう。
子どもに「ママ！　ママ！」と呼ばれることで母親の人格に戻ること
もあります。きちんと伝えられたことで子どもは自分の役割を持ち，
そのことが成長につながります。親に何が起きているのかわからない
ことほど，子どもにとって不安なことはありません。

Q 異性の人格がいるようで，時折恥ずかしくなるような買い物がし
てあり困っています。異性の人格が出てこないようにすることは
できますか？

A 患者さんから「男性の人格に髪を切られた」「いつの間にか化粧品を
買っていて嫌になった」などの戸惑いが語られることがあります。戸
惑いへの共感は大切ですが，気をつけるべきは，もしかすると異性の
人格が後ろで治療者とのやりとりを聞いているかもしれないというこ
とです。そのことを意識しつつ，交代人格の傷つきを増やさないよう
に配慮することが必要です。一つの身体と限られた一日 24 時間の中
で，それぞれがやりたいことをどう配分するかは面接でも取り扱って
いくべきだと考えます。約束事やルールをつくることで，交代人格同
士に配慮が生まれ，TPO に応じた場面対応が時としてうまくいく場
合もあります。

*著者らが所属する解離研究会の仲間によってまとめられた Q&A 集が『こころのりんし
ょう à la carte』第 28 巻 2 号（2009）にも収載されています。そちらも是非参考にして
ください。

文　献

American Psychiatric Association (2013). *Diagnostic and Statistical Manual of Mental Disorders, Fifth Edition* (*DSM-5*).〔アメリカ精神医学会，高橋三郎，大野裕監訳 (2014). DSM-5 精神疾患の診断・統計マニュアル. 医学書院〕

Ferenczi, S. (1933/1949). Confusion of tongues between the adult and the child. *International Journal of Psychoanalysis,* 30; 225-230.（フェレンツィ「おとなと子供の間の言葉の混乱」）〔森茂起，大塚紳一郎，長野真奈訳 (2007). 精神分析への最後の貢献―フェレンツィ後期著作集―. 岩崎学術出版社 に所収〕

First, M. (2005). Desire for amputation of a limb: paraphilia, psychosis, or a new type of identity disorder. *Psychological Medicine,* 35, 919-928.

Frankel, J. (2002). Exploring Ferenczi's Concept of Identification with the Aggressor: Its Role in Trauma, Everyday Life, and the Therapeutic Relationship. *Psychoanalytic Dialogues,* 12; 101-139.

Freud, A. (1936). *The Ego and the Mechanisms of Defense.* International Universities Press.（黒丸正四郎，中野良平訳 (1998). アンナ・フロイト著作集2　自我と防衛機制. 岩崎学術出版社）

廣中直行 (2015). 依存の生物学的な機序. こころの科学, 182; 22-26.

Levenkron, S. (1998). *Cutting : Understanding and Overcoming Self-Mutilation.* W. W. Norton & Company, Inc.〔スティーブン・レベンクロン著，森川那智子訳 (2005). CUTTING ―リストカットする少女たち. 集英社文庫〕

Livingstone, D. (1857/1905). *Missionary Travels and Researches in South Africa.* The Amalgamated Press.〔デーヴィド・リヴィングストン著，菅原清治訳 (1977). アフリカ探検記. 河出書房新社〕

松本俊彦 (2015). 自分を傷つけずにはいられない 自傷から回復するためのヒント. 講談社.

McGreoch, P. D., Brang, D., Song, T., Lee, R. R. Huang, M., & Ramachandran, V. S. (2011). Xenomelia: A new right parietal lobe syndrome. *Journal of Neurology, Neurosurgery & Psychiatry,* 82; 1314-1319.

岡野憲一郎 (2006). リストカット―ボーダーラインか解離性か？―. こころの科学, 127；76-83.

岡野憲一郎 (2007). 解離性障害. 岩崎学術出版社.

岡野憲一郎 (2008). 治療的柔構造. 岩崎学術出版社.

岡野憲一郎 (2011). 続　解離性障害―脳と身体からみたメカニズムと治療. 岩崎学術出版社.

岡野憲一郎（2017）. 快の錬金術　報酬系から見た心. 岩崎学術出版社.

Putnam, F. W.（1989）. *Diagnosis and Treatment of Multiple Personality Disorder.* Guilford Press.〔フランク・W・パトナム著, 安克昌, 中井久夫訳（2000）. 多重人格障害—その診断と治療. 岩崎学術出版社〕

van der Hart, O., Nijenhuis, E. R. S., & Steele, K.（2006）. *The Haunted Self: Structual Dissociation and the Treatment of Chronic Traumatization.* W. W. Norton & Company, Inc.〔オノ・ヴァンデアハート, エラート・R・S・ナイエンフュイス, キャシー・スティール著, 野間俊一, 岡野憲一郎監訳（2011）. 構造的解離：慢性外傷の理解と治療　上巻（基本概念編）. 星和書店〕

あとがき

　本書は，解離性障害の臨床研究に長年携わってきた岡野のもとで指導を受けている加藤・久野・松井の三人の心理士が，岡野と共同で執筆しました。

　イントロダクション，付録1，付録3を岡野が，第5章，付録4を加藤が，第6章，付録4を久野が，第1章，第2章，第3章，第4章，第7章を松井が，それぞれ担当しています。

　各章の執筆にあたり，我々三人が書き起こした文章に岡野が加筆したものを，それぞれが再度加筆修正し，完成させています。解離性障害，なかでも解離性同一性障害（DID）の治療については，専門書や手引きもいまだに少ないのが現状です。よって多くの臨床家が，面接を通して一人一人のクライエントと誠実に向き合いながら，試行錯誤を繰り返し，少しずつ治療の方法論を積み重ねているのが実情ではないかと思います。

　一方で解離性同一性障害の患者さんたちは，ご自身の存在やその症状を広く周囲に理解してもらうために，各種のメディアを活用した自己発信や出版その他の活動を通して，自ら声をあげています。この障害であることを開示できずに苦しんでいる患者さんたちにとっては，心強く参考になる情報も増えているようです。

　なかなか治療を受ける機会が得られず，治療者との出会いを求めている患者さんも多いなかで，一人でも多くの臨床家が解離性障害の治療に関心を持ってくださることを願い，この本をまとめました。我々三人が積み上げてきた経験が少しでもお役に立てれば，これほど嬉しいことはありません。

　最後になりましたが，原稿が出来上がるのを辛抱強く見守ってくださった編集の桜岡さおりさんに，心よりお礼を申し上げます。また座談会の掲

載をご了承いただきました白川美也子先生，柴山雅俊先生，野間俊一先生，日頃から解離性障害について共に学び議論を重ねている心理療法研究会のメンバーのみなさまに，深く感謝申し上げます。

2021 年 5 月

執筆者を代表して　松井浩子

著者

岡野憲一郎（おかの けんいちろう）　＊イントロダクション，付録1，付録3を担当

1982年東京大学医学部卒業。1986年フランス政府給費留学生として，パリに留学。1987年渡米，1989年カンザス州メニンガー・クリニックレジデント。1996年ショウニー郡精神衛生センター勤務，2004年帰国。国際医療福祉大学臨床心理学専攻教授を経て，現職，京都大学大学院教育学研究科臨床心理実践学講座教授。医学博士，臨床心理士。著書に『解離性障害』『続解離性障害』（いずれも岩崎学術出版社），訳書に『構造的解離：慢性外傷の理解と治療　上巻（基本概念編）』（共訳，星和書店）など，著訳書多数。

松井浩子（まつい ひろこ）　＊第1，2，3，4，7章を担当

1986年東京学芸大学卒業後，教育関連企業に就職し，研究部門にて調査研究に携わる。退職後の子育て期間中に，横浜国立大学大学院教育学研究科修士課程修了（2000年）。臨床心理士，公認心理師。精神科クリニック勤務，大学病院精神科勤務，大学非常勤講師，スクールカウンセラーなどを経て，現在，あざみ野心理オフィス共同主宰。著書に『わかりやすい「解離性障害」入門』（分担執筆，星和書店），『女性心理療法家のためのQ&A』（分担執筆，星和書店）などがある。

加藤直子（かとう なおこ）　＊第5章，付録4を担当

1992年京都大学教育学部卒業。1996年国際基督教大学大学院教育学研究科修了。臨床心理士，公認心理師。九段坂病院心療内科勤務を経て，現在，本郷の森相談室，国際基督教大学カウンセリングセンター所属。著書に『わかりやすい「解離性障害」入門』（分担執筆，星和書店），『女性心理療法家のためのQ&A』（分担執筆，星和書店）など，訳書に『わが子との言い争いはもうやめよう！──幸せな親子関係を築く方法』（共訳，星和書店）がある。

久野美智子（ひさの みちこ）　＊第6章，付録4を担当

1988年活水女子大学文学部卒業後，金融機関に就職。2012年国際医療福祉大学大学院医療福祉学研究科修士課程修了。臨床心理士，公認心理師。埼玉医科大学かわごえクリニック勤務，聖路加国際病院勤務，スクールカウンセラーを経て，現在，本郷の森相談室，昭和女子大学ほっとステーション所属。東京都特別支援巡回相談心理士。著書に『からだの病気のこころのケア：チーム医療に活かす心理職の専門性』（分担執筆，北大路書房）がある。

もっと知りたい解離性障害
解離性同一性障害の心理療法

2022 年 4 月 9 日　初版第 1 刷発行

著　　者　岡野憲一郎，松井浩子，加藤直子，久野美智子
発 行 者　石 澤 雄 司
発 行 所　株式会社星 和 書 店
　　　　　〒 168-0074　東京都杉並区上高井戸 1-2-5
　　　　　電話　03（3329）0031（営業部）／03（3329）0033（編集部）
　　　　　FAX　03（5374）7186（営業部）／03（5374）7185（編集部）
　　　　　http://www.seiwa-pb.co.jp

印刷・製本　株式会社 光邦

わかりやすい「解離性障害」入門

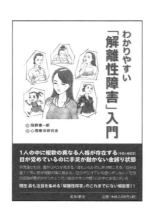

〈編〉岡野憲一郎
〈著〉心理療法研究会

四六判　320p
定価：本体 2,300円＋税

交代人格（多重人格）、自分が誰だかわからなくなる健忘、現実感覚の喪失と自傷など、多彩な症状を呈する解離性障害は、近年急速に注目を集めている。本書は、数多くの事例をもとに、症状の表れ方からその理解の仕方、治療法までを幅広く解説する。解離をめぐるトピックスや最先端の治療スタイルについて紹介したコラムなど、幅広い視点から「解離性障害」にスポットを当てる。患者さんとそのご家族だけでなく、治療に関わるスタッフと専門家、すべての臨床家にも読んで欲しい一冊。

発行：星和書店　http://www.seiwa-pb.co.jp